AF493604

# NOTICE

SUR LES

## PROPRIÉTÉS PHYSIQUES, CHIMIQUES ET MÉDICINALES

## DES EAUX

# DE CONTREXÉVILLE

(VOSGES),

**Par A.-F. MAMELET,**

Ancien Chirurgien militaire, actuellement de l'Hospice civil de Bulgnéville,
Membre de la Société d'Émulation du département des Vosges.



QUATRIÈME ÉDITION.

**Paris,**

J.-B. BAILLIÈRE, LIBRAIRE DE L'ACADÉMIE DE MÉDECINE,
RUE DE L'ÉCOLE DE MÉDECINE, 17.

**CONTREXÉVILLE,**

A L'ÉTABLISSEMENT DES EAUX MINÉRALES.

1851.

# INTRODUCTION.

Les personnes qui ont fréquenté les eaux de Contrexéville ont accueilli avec trop de bienveillance et d'empressement les trois premières éditions de cette Notice, pour ne pas en publier une quatrième, à laquelle j'ajouterai de nouvelles observations sur l'efficacité de ces eaux ; trop heureux si cette addition répond encore à l'attente des buveurs qui m'accorderont leur confiance !

Deux Mémoires *ex professo* ont été publiés sur les eaux de Contrexéville : le premier fut lu le 10 janvier 1760, à la Société royale des Sciences et des Arts de Nancy, par le docteur *Bagard*, premier médecin du roi, président et doyen du collége de médecine de Nancy ; c'est à lui que l'humanité est redevable de la connaissance de ces eaux, puisqu'il est le premier qui en a fait connaître les propriétés chimiques et leurs vertus médicinales.

Le second, de 1774, est du docteur *Thouvenel*, à qui est due la fondation de l'établissement. C'est donc à ces deux hommes célèbres que l'on doit la découverte, on peut même dire la création de ces eaux ; et s'ils ont laissé quelques observations à faire sur leurs propriétés, c'est que la mort les a ravis trop tôt à la science.

Ainsi que dans les premières éditions de cette Notice, narrateur consciencieux des faits que j'ai observés sur les propriétés médicinales de ces eaux, je les livre à la méditation des médecins, m'attachant seulement à rapporter les effets que ces eaux ont déterminés chez les personnes qui en ont fait usage.

Cette Notice, comme les précédentes, sera divisée en quatre parties : la première comprendra la topographie de Contrexéville; la seconde, les propriétés physiques et chimiques de ces eaux; la troisième, leurs propriétés médicinales, et la quatrième enfin, les observations des maladies traitées par ces eaux.

Les Mémoires des docteurs *Bagard* et *Thouvenel* m'ont été d'un grand secours dans ce travail, mais principalement la bienveillance et les entretiens instructifs qui m'ont été accordés par le docteur *Thouvenel*, qui m'honorait de son amitié et qui fut mon maître dans cette clinique; et si j'ai obtenu, dans une pratique de quarante ans, d'heureux résultats, en donnant mes soins à la majeure partie des nombreux malades qui sont venus à Contrexéville, c'est à lui que je le dois.

Mon but sera rempli, si ce travail, dicté par une scrupuleuse véracité, tout imparfait qu'il est, peut mériter l'attention des personnes qui le liront, et leur faire apprécier des eaux imparfaitement connues jusqu'alors des malades à qui elles conviennent.

Les travaux que le nouveau propriétaire fait pour leur embellissement, contribuera sans doute à leur assurer une prompte célébrité, et à y attirer un plus grand nombre de malades. Puisse l'attention protectrice du Gouvernement et de l'administration seconder ce zèle éclairé !

---

# NOTICE

SUR LES

# PROPRIÉTÉS PHYSIQUES, CHIMIQUES ET MÉDICINALES

DES

# EAUX DE CONTREXÉVILLE

(VOSGES).

## PREMIÈRE PARTIE.

### Routes et Topographie.

CONTREXÉVILLE est situé dans le département des Vosges et l'arrondissement de Mirecourt, à quatre-vingts lieues de Paris, vingt de Nancy, douze d'Epinal.

Quatre routes y conduisent :

1° Celle de Neufchâteau (25 kilom.), correspondant avec Nancy, Bar-le-Duc et Chaumont, parcourt un pays tour à tour accidenté, fertile et boisé. Elle est bien tracée, et remarquable à son commencement par ses pentes habilement développées sur le flanc des collines qu'elle traverse. — On trouve chez Guth et Robin, à Neufchâteau, des voitures à volonté pour Contrexéville, au prix de huit et dix francs, pour une ou deux personnes et leurs bagages.

2° La route de Mirecourt (25 kilom.), un peu montueuse, passe à une lieue de Contrexéville, au village de Lignéville, où le maître de poste fournit une bonne voiture au prix de trois francs (1).

3° Enfin, les routes de Bourbonne (27 kilom.) et de Darney (22 kilom.), où l'on trouve aussi des voitures à des prix modérés.— A Darney, chez M. Cablanc ; 5 fr.

Le voyageur peut se rendre à son gré de

**Paris à Contrexéville**, par :

1° Troyes, Chaumont, { Neufchâteau, Bourbonne, } Diligences directes, rue Coq-Héron, n° 6.

Diligences nationales et générales tous les jours par correspondance.

2° Bar-le-Duc, Neufchateau, { Diligences, rue Coq-Héron, n° 11. Messageries nation. et générales.

3° Nancy, { Neufchâteau, deux dép. par jour de Nancy à Neufchâteau. Mirecourt, diligen. quotidiennes de Nancy à Lignéville.

Nous avons indiqué plus haut les moyens et les prix de transport de Neufchâteau, Darney, Lignéville et Bourbonne à Contrexéville (2).

La poste y conduit par l'une et l'autre de ces routes.

---

(1) Les routes de Neufchâteau et de Mirecourt seront dans deux ans les plus directes de Paris à Contrexéville : par le chemin de fer, stations de Void et de Nancy, on arrivera sans passer de nuit.

(2) Les heures de départ pouvant varier d'une année à l'autre, l'établissement recueillera des renseignements exacts aux approches de chaque saison, et les enverra aux personnes qui en feront la demande.

Lorsque le voyageur quittant une des petites cités qui entourent Contrexéville a franchi presque toute la distance qui l'en séparait, il ne voit autour de lui que des plaines fertiles, bornées par des côteaux boisés, sans que son œil inquiet découvre, dans la direction qu'il suit, la moindre apparence d'un village.— C'est que Contrexéville est situé dans un vallon creusé par les eaux du Vair, au centre de la plaine.—Le clocher apparaît d'abord; puis, lorsque l'on y touche, les habitations groupées au milieu des arbres et des prés comme dans un nid de verdure.

Le Vair prend sa source au milieu même du village, arrose, en le quittant, une belle prairie, et va terminer sa course paisible et bornée dans la Meuse, près du célèbre village de Domremy.

L'établissement, propriété particulière, est situé au couchant du village, dans la presqu'île formée par le Vair et un ruisseau qui vient de Suriauville; on y entre par un joli jardin environné de bâtiments servant de lieu de réunion et de logements aux étrangers. Des galeries circulaires aboutissant à un pavillon octogone où est renfermée la fontaine, puis, au-delà, des bosquets et des jardins servent de promenade aux buveurs. Les environs en offrent de gracieuses et peu fatiguantes. Nous donnerons, à la fin de cette notice, des indications sur des buts d'excursions intéressants.

Les buveurs trouveront à l'établissement des logements agréables, une société distinguée, une table bien servie, des salons de jeux et de réunion, un cabinet de lecture, les journaux, des bains et toutes les commodités que l'on peut raisonnablement exiger hors de son domicile.

Il y a également dans le village des maisons où l'on se

procure une bonne table et des logements à des prix satisfaisants pour toutes les fortunes. Le seul désagrément qu'éprouve le buveur qui y loge, est d'être obligé de traverser des rues malpropres, et de s'exposer à la fraîcheur quelquefois extrême des matinées et des nuits. Pour éviter d'en souffrir, il faut se couvrir chaudement en quittant le salon.

Contrexéville possède un bureau de poste; tous les courriers arrivent à sept heures du matin et repartent à quatre heures du soir.

# DEUXIÈME PARTIE.

## Propriétés physiques et chimiques des eaux de Contrexéville.

### HISTOIRE DES SOURCES MINÉRALES.

Les habitants de Contrexéville et des villages voisins ont, de temps immémorial, fait usage de ses eaux contre les maladies des organes digestifs et urinaires. Leur action, doucement purgative et tonique, les rendent presque toujours bienfaisantes. Mais une cure regardée comme miraculeuse (1759), fut cause du mémoire que le docteur Bagard publia sur elles l'année suivante, et de leur renommée plus étendue. Elles étaient fréquentées avant 89 par les princes et les premières familles de la cour. C'est même par ces familles que les bâtiments qui forment aujourd'hui l'établissement ont été tous construits.

Ces eaux sont aujourd'hui conseillées par tout ce que la science a de haute renommée, et nous citerons parmi les praticiens de Paris, qui y envoient fréquemment des malades, MM. les docteurs *Amussat*, *Andral*, *Arnal*, *Chomel*, *Civiale*, *Denys*, *Guersent*, *James*, *Leroy d'Étioles*, *Lisfranc*, *Malgaigne*, *Marjolin*, *Pasquier*, *Patissier*, *Rayer*, *Récamier*, *Ricord*, *Rostan*, *Ségalas*, *Serres*, *Velpeau*.

On ne s'avance point en les désignant comme souveraines dans la gravelle, la goutte, et en général les maladies des voies digestives et urinaires. — Plus des neuf dixièmes des malades qui en font usage, en ressentent les heureux effets avant la fin de leur saison.

La négligence incroyable des anciens propriétaires était de nature à chasser ceux qui se risquaient à braver la réputation de ce séjour. Hâtons-nous de dire que des améliorations de toute nature viennent d'être opérées, et que désormais les étrangers trouveront à Contrexéville toutes les ressources qu'ils ont droit d'espérer.

### FONTAINE DU PAVILLON.

En 1759, cette fontaine n'était qu'un trou assez grand, de forme irrégulière, dont un jardin marécageux rendait les abords difficiles. Pour y puiser on descendait trois marches pratiquées dans les terres soutenues d'ailleurs par une espèce de boîte en planches, ce qui n'empêchait par le mélange des eaux pluviales et des sources voisines. Les eaux sur les bords du bassin étaient souvent troubles et bourbeuses, tandis que la fontaine conservait sa pureté, même assez loin dans le canal d'écoulement.

Elle avait environ ving-cinq pieds de profondeur; les terres et marais qui l'avoisinaient avaient une couleur ardoisée et exhalaient une odeur soufrée; l'eau des bords en prenait le goût, surtout quand le soleil reparaissait après une pluie d'orage, et que ces marais avaient été submergés (1).

Lorsque l'eau des bords était claire et sans agitation, elle se couvrait d'une pellicule irisée, et la boîte qui encadrait la fontaine, les plantes et les pierres dans le canal d'écoulement, se couvraient d'un enduit rouillé, comme onctueux. Ces matières dissoutes dans l'eau donnaient une huile blanchâtre odorante, qui surnageait à sa surface (2).

---

(1) Mémoire de M. Bagard. (2) *Ibid.*

En 1775, M. l'abbé de Bonville, qui déjà avait été opéré de la pierre, se rendit à Contrexéville pour y boire les eaux : pendant son séjour le docteur Thouvenel fut envoyé par l'inspecteur des eaux minérales de France, M. Rollin, pour en faire l'analyse. Il reconnut qu'elles étaient non-seulement altérées par les eaux pluviales, mais encore par une source considérable d'eau commune, située à neuf pieds de profondeur [1].

Ce mélange détruisait en partie les vertus bienfaisantes de la source. Le peu de fortune du propriétaire d'alors ne lui permettant pas de faire la dépense nécessaire pour les garantir, M. l'abbé de Bonville y suppléa, et son âme généreuse trouva la récompense de ce sacrifice dans le soulagement qu'il allait procurer à l'humanité souffrante.

Des fouilles furent faites sous la direction du docteur Thouvenel; à quarante pieds de profondeur on trouva la source pure, et l'on construisit un puits en maçonnerie bien cimenté, qui mit l'eau minérale à l'abri du mélange des eaux communes. Tel est l'état où cette fontaine se trouve encore aujourd'hui [2].

Le puits est recouvert d'un bloc en pierre qui en ferme hermétiquement l'entrée.

L'ouverture par où l'eau s'échappe est au niveau du sol ; elle tombe dans un bassin en pierre, et de là dans le canal de décharge. L'ouverture, le bassin et le canal sont enduits d'une matière rouillée et onctueuse, qui se précipite de

---

[1] Mémoire du docteur Thouvenel sur les eaux de Contrexéville en Lorraine, imprimé chez Babin, à Nancy, 1774.

[2] Le docteur Thouvenel pense que cette source vient d'un plateau, dit le Haut-de-Salin, distant d'une lieue de Contrexéville, et assez élevé pour servir de point de partage aux eaux qui vont à la Méditerranée et à l'Océan.

cette eau par son contact avec l'air atmosphérique, et se détache facilement par le frottement ou le lavage.

### FONTAINES DES BAINS.

Le docteur Thouvenel, ayant reconnu leurs qualités minérales, les fit enfermer dans l'établissement, lors de la construction du quai qui existe le long de la rivière. L'une d'elles est contenue dans un puits construit en partie dans ce quai. Éloignées de la source du Pavillon de quarante mètres, elles n'ont aucune communication avec elle.

## PROPRIÉTÉS PHYSIQUES ET CHIMIQUES DE LA SOURCE DU PAVILLON.

### VOLUME.

Cette source produit par minute soixante-dix-huit litres d'eau. Ce volume est constant par les plus fortes chaleurs; après des pluies abondantes, il semble un peu augmenter.

### ODEUR.

Elles ont une légère odeur martiale; gardées plus d'une année dans des bouteilles bien bouchées, elles se sont bien conservées; mais quelques semaines suffisent pour gâter celles qui sont mal fermées (1).

### SAVEUR.

Leur saveur est fraîche, douceâtre, ferrugineuse et légèrement acidule; si on l'agite dans la bouche, elle est styptique.

### LIMPIDITÉ.

Elles sont transparentes; en les exposant à l'air, leur transparence ne s'altère pas, seulement leur surface se couvre

(1) La direction met les plus grands soins à ce bouchage et offre de s'en charger à toutes les personnes qui viennent chercher de l'eau.

d'une pellicule d'un aspect gras, irisée, qui, par l'agitation, se dissout entièrement et se reforme de nouveau après quelques jours de repos.

### TEMPÉRATURE.

Leur température au thermomètre de Réaumur est de huit degrés et demi.

### PESANTEUR.

Elle pèse par litre environ vingt-trois grains de plus que l'eau distillée. Selon M. Collard, de Martigny, sa densité serait de 1,055.

### ANALYSE DES EAUX DU PAVILLON.

1° Elle est sans action sur la teinture du tournesol.

2° Elle verdit le sirop de violettes.

Voici les résultats des analyses faites d'abord par Nicolas, puis, en 1822, par M. le professeur Fodéré, de Strasbourg, et enfin, en 1828, par M. Collard, de Martigny.

| | NICOLAS. (1 pinte.) | FODÉRÉ. 44 onces évapor. | COLLARD. (2 kilog.) | |
|---|---|---|---|---|
| Sulfate de chaux........ | 5 grains. | 24 grains. | 2 gr$^{mes}$. | 159 |
| *Id.* de magnésie..... | 1/2 grain. | | 0 | 045 |
| Sous carbonate de chaux. | non appréc. | 28 grains. | 1 | 611 |
| *Id.* de magnésie. | .......... | | 0 | 035 |
| *Id.* de soude.... | .......... | ............. | 0 | 007 |
| Muriate de chaux....... | .......... | 1 grain 1/2. | 0 | 076 |
| *Id.* de magnésie.... | .......... | | 0 | 028 |
| *Id.* de soude....... | 1 gr. 1/2. | ............. | | |
| Nitrate de chaux........ | .......... | ............. | des traces. | |
| Protoxide de fer surcarbonaté.............. | 1/2 grain. | 1 grain 1/2. | 0 | 181 |
| Silice................. | .......... | 2 grains 1/2. | 0 | 350 |
| Matière organique...... | .......... | 1/2 grain. | 0 | 067 |
| Acide carbonique....... | non appréc. | | | |
| Perte................. | .......... | ............. | 0 | 005 |
| TOTAUX..... | 7 gr. 1/2. | 58 grains. | 2 | 958 |

On voit que la dernière analyse, plus détaillée et plus précise, diffère des deux précédentes par le nombre et la nature des principes salins.

Plus récemment, M. Collard a déterminé le volume, la nature et la proportion des gaz contenus dans l'eau de Contrexéville, ce qu'on n'avait pas fait encore. A zéro de température, et sous la pression de 0,77 de mercure, cette eau contient un peu moins que les deux tiers de son volume de gaz, composé à peu près ainsi qu'il suit :

| | |
|---|---|
| Oxigène | 11 |
| Azote | 30 |
| Acide carbonique | 59 |

Enfin, d'après le même chimiste, le dépôt rouge ocracé que l'on trouve sur les parois du bassin ou l'eau est reçue, peut être regardé comme composé, sur deux décigrammes trente-trois milligrammes, de :

| | |
|---|---|
| Peroxide de fer | 0—038 |
| Sable siliceux | 0—011 |
| Sous carbonate de chaux | 0—104 |
| — de magnésie | des traces. |
| — d'ammoniac | des traces. |
| Sulfate de chaux | 0—071 |
| Mousse | 0—007 |

M. Chevalier, membre de l'Académie de médecine, et M. Gobly, viennent d'être chargés par ce corps savant d'un travail sur les principales eaux minérales de France, pour connaître si elles contiennent de l'arsenic.

Deux premières expériences sur un litre d'eau de Contrexéville n'en ayant point fourni de traces [1], M. Chevalier me

[1] *Journal de Médecine et de Chirurgie pratiques*, article 3593.

témoigna le désir d'opérer sur le produit de l'évaporation de 25 litres et sur les dépôts du canal de décharge qu'il avait remarqués lui-même à Contrexéville.

J'ai fait cette évaporation avec lenteur au moyen d'une lampe à esprit-de-vin, et, le 23 septembre 1850, cet habile chimiste m'écrit :

« J'ai vu que ce résidu contient de l'arsenic, mais des » traces seulement. Les eaux de Contrexéville seraient, en » raison de cette minime quantité, un médicament homéopa- » thique, si l'arsenic ne jouissait pas de propriétés aussi » marquées. Mais je crois que, même cette petite quantité de » matière toxique doit avoir de l'action sur l'économie. »

Il m'avait annoncé précédemment que les dépôts de la source en renferment aussi.

Ces résultats nouveaux font vivement désirer une nouvelle et complète analyse.

---

# TROISIÈME PARTIE.

## Propriétés médicinales DES EAUX DE CONTREXÉVILLE.

### DE L'USAGE DE LA FONTAINE DU PAVILLON.

Le grand nombre de cures déterminées par l'usage des eaux de Contrexéville a seul fait leur réputation; chaque année de nouveaux succès confirment leurs vertus spécifiques. C'est surtout dans la gravelle et les autres maladies des voies génito-urinaires que ces eaux ont la réputation méritée d'être souveraines. Mais on verra, par les observations qui terminent cette notice, toutes authentiques et nominales, que la goutte est aussi victorieusement combattue par elles (1).

Elles sont d'une efficacité certaine dans les maladies chroniques des voies digestives, et nous citerons plusieurs observations concluantes dans des cas d'affections cérébrales.

Les eaux de Contrexéville sont prescrites, le premier jour, à la dose de deux ou trois verres le matin à jeun (le verre est du poids de dix onces), à un quart d'heure d'intervalle; si elles passent mal, on met plus d'espace entre

(1) On aurait pu le conclure d'avance de la simultanéité si connue de ces deux maladies, et de la similitude chimique des concrétions qu'elles occasionnent.

chaque verre; les jours suivants on augmente d'un verre; le dixième jour, on en porte le nombre de dix à quinze; quelques personnes douées d'une forte constitution vont à vingt, et même au-delà, sans qu'elles s'en trouvent fatiguées. Pendant les quatre derniers jours de la saison, le buveur doit prudemment diminuer, pour la terminer par cinq ou six; sans cette précaution, il peut éprouver des douleurs d'estomac qui se renouvellent pendant plusieurs jours, à l'heure à laquelle on avait coutume de boire. Quelques aliments ou un peu de sucre suffisent toutefois pour appaiser cette cardialgie.

Ces eaux se boivent, soit au lit, soit en se promenant; cette dernière manière doit être préférée, surtout par le beau temps.

Il est d'usage, à Contrexéville, de ne pas boire dans les bains, quand ils sont indiqués, de le faire seulement une demi-heure avant d'en sortir; non que les eaux incommodent le baigneur, mais afin d'éviter le désagrément de quitter le bain pour satisfaire aux évacuations alvines qu'elles occasionnent.

Si l'on prenait d'abord les eaux à trop haute dose, elles aggraveraient l'état du malade, et pourraient déterminer une rétention d'urine. Les buveurs doivent donc être prévoyants, et ne boire que proportionnellement à la quantité d'urine qu'ils rendent, et à la facilité qu'ils ont à l'expulser. Chez les uns les eaux passent quelques heures après avoir été bues, chez les autres dans la soirée seulement. Il faut dans ce dernier cas plus de circonspection.

Si un buveur sans précaution se trouve dans un état d'excitation ou de spasme, il doit discontinuer et avoir recours, d'après les conseils d'un médecin, aux boissons douces et mucilagineuses, aux lavements, aux bains, et quelquefois même aux saignées locales ou générales; après quelques jours, on peut recommencer à prendre les eaux, en les mitigeant par un véhicule approprié, et surtout boire graduellement, d'après l'effet qu'elles déterminent.

Elles doivent être bues immédiatement après avoir été puisées; il faut autant que possible les boire à la source, le transport à l'air libre leur faisant perdre une partie de leur gaz extrêmement fugace. Si le buveur ne peut se rendre à la fontaine, on doit la recevoir dans une bouteille, la boucher avec soin, la renverser pour la lui porter, et chaque fois qu'il voudra boire, envoyer chercher de nouvelle eau.

Si l'on craint l'activité de l'eau, le lait, l'eau de chiendent, de tilleul, de gomme sont les véhicules les plus propres à la mitiger. Ces adjuvants doivent être froids; quel que soit celui que l'on choisisse, il faut au plus en mettre un tiers de verre, et ce, avant de puiser l'eau qui doit être bue immédiatement.

Il arrive quelquefois que cette eau irrite les dents; on y remédie en mâchant une croûte de pain ou du sucre; cette dernière substance convient surtout quand, outre l'irritation des dents, elle détermine une sensation incommode à l'estomac.

Les précautions à prendre avant de venir aux eaux de Contrexéville ne regardent que les personnes douées d'une constitution éminemment sanguine; il est prudent de les préparer au voyage des eaux par une saignée; il en est de même des personnes du sexe douées de cette constitution qui sont sur le retour de l'âge; si elles n'ont pas pris cette précaution avant de se rendre aux eaux, on doit la leur conseiller dès leur arrivée, sans quoi les eaux pourraient leur occasionner une surexcitation qui les forcerait à suspendre la saison.

Les dames qui ont leurs règles, et même celles enceintes, peuvent sans crainte boire les eaux de Contrexéville; seulement il faut en modérer la dose. Jusqu'alors l'observation a démontré qu'elles n'augmentent pas sensiblement la quantité de sang que la buveuse perd ordinairement à chaque période menstruelle; la seule remarque est qu'elles croyent s'apercevoir que le sang est plus vermeil. Plusieurs femmes enceintes en ont fait usage sans inconvénient, quoique l'action des eaux ait déterminé le départ de graviers rénaux d'un assez gros volume, et que ce départ ait été précédé de coliques néphrétiques assez violentes.

### DES SAISONS.

L'époque la plus favorable pour prendre les eaux à la source est du 1er juin au 15 septembre. Ceux qui en ont besoin, passé ce temps, doivent les boire chez eux, avec les précautions précédemment indiquées.

A Contrexéville une saison est de vingt-un jours; souvent on est obligé de la prolonger si l'on veut obtenir guérison. Lorsque l'on fait plusieurs saisons, on doit se comporter comme si l'on en faisait qu'une, c'est-à-dire, boire graduellement les eaux en commençant et terminant de même, puis mettre quelques jours de repos entre chacune des saisons.

### DE L'USAGE DES EAUX LOIN DE LA SOURCE.

Ces eaux transportées perdent une partie de leur gaz, et paraissent moins faciles à digérer, motif pour lequel on ne peut alors en prendre qu'un tiers, ou moitié au plus de ce qu'on en prendrait à la source. On remédie autant que possible à cet inconvénient en prolongeant leur usage. Ayant conseillé à plusieurs personnes qui désiraient en boire chez elles, d'y ajouter un peu d'eau gazeuse factice, ou d'eau naturelle de Seltz ou de Bussang, elles m'ont assuré que ce moyen rendait à l'eau de Contrexéville sa légèreté, et qu'elle devenait, surtout par l'eau de Bussang, aussi facile à digérer qu'à Contrexéville même; cette addition ne peut nuire à son efficacité, et la rend, sous tous les rapports, préférable aux eaux factices.

Nous recommandons cet adjuvant : car l'abondance avec laquelle on peut boire les eaux de Contrexéville est un des éléments de leurs succès; en diminuant trop la dose, on en annihilerait l'effet.

### DU RÉGIME.

Tout le monde sait que le régime le plus sévère doit être suivi quand on fait usage des eaux minérales; ainsi on doit s'abstenir de viandes noires, de mets épicés, etc., etc., de vin liquoreux, de liqueurs, de café, etc.; cependant les personnes dont l'habitude est d'user de café pour leur déjeuner peuvent le continuer; on doit se nourrir de potages, de viandes blanches bouillies et rôties, de légumes frais, de fruits mûrs, de vin vieux coupé avec beaucoup d'eau; ce régime doit être continué après avoir quitté les eaux.

On ne doit rien prendre le soir, afin que l'estomac soit dans un état de vacuité complète lorsqu'on va boire le matin, et ne manger qu'une heure au moins après avoir bu.

A ce régime il faut joindre un exercice modéré, des promenades à pied, à cheval ou en voiture, peu fatigantes, rechercher une société tranquille, éviter les réunions bruyantes, etc.; se vêtir d'habillements chauds et légers, pour entretenir la transpiration et éviter les mauvais effets des vicissitudes atmosphériques; se coucher de bonne heure, se lever de même ; ce précepte doit surtout être suivi par les graveleux qui, s'ils restent trop long-temps au lit, éprouvent une transpiration cutanée plus abondante, et par conséquent une diminution dans la portion aqueuse de leurs urines, ce qui favorise la précipitation d'une plus grande quantité d'acide urique ou de sels.

### DE L'ACTION DES EAUX.

Je ne chercherai pas à expliquer la manière dont ces eaux agissent sur l'économie humaine, ni comment elles guérissent ; ce serait discourir en vain, sans pouvoir répondre d'une manière satisfaisante à ces questions ; on verra dans les observations que je rapporterai l'influence que ces eaux ont exercée sur les personnes qui les ont bues.

En général, les individus qui boivent les eaux de Contrexéville éprouvent les effets suivants : accélération de la circulation et de la respiration, augmentation de la transpiration insensible et de toutes les sécrétions muqueuses, des urines et des selles.

Comme les eaux accélèrent la circulation, on doit penser qu'elles sont contre-indiquées dans tous les cas où on a lieu de craindre une hémorragie, comme dans ceux d'hématurie.

Les buveurs qui ont une affection de poitrine ne doivent boire que modérément les premiers jours, encore doivent-ils couper l'eau avec le lait pour en modérer l'activité.

Chez quelques buveurs l'eau de Contrexéville augmente la transpiration pendant leurs exercices, de manière à les obliger de changer de linge, soin qu'ils ne doivent pas négliger ; cette augmentation de transpiration, très-favorable aux personnes affectées de catarrhes, est souvent un moyen de guérison que l'on doit seconder par des bains, surtout quand on présume que le catarrhe est déterminé par la répercussion d'une maladie de peau, une intranspiration, etc. Cette eau n'augmente pas seulement les forces vitales des lymphatiques cutanés, mais encore de ceux de l'intérieur : j'ai vu un hydropique guérir par leur usage (1).

Elles augmentent l'action vitale des membranes muqueuses et leurs sécrétions : ainsi, excrétions plus abondantes des crachats, du mucus nasal, etc.; mais cette action est bien plus sensible sur les membranes qui sont fluxionnées, elles en augmentent considérablement les sécrétions, les modifient, et les ramènent à leur type ordinaire; lorsque cette fluxion est déterminée par une cause métastastique, l'eau en facilite le déplacement et renvoie, si l'on peut s'exprimer ainsi, le vice qui l'a occasionnée à son point de départ : c'est ce me semble par ce mécanisme qu'a lieu la guérison d'un catarrhe des voies urinaires, causé par un vice répercuté.

Elles sont éminemment diurétiques. En effet, quelques heures suffisent après leur ingestion pour qu'elles soient absorbées, élaborées par les reins et expulsées au dehors. Bien des buveurs, de quatre à neuf heures du matin, boivent de six à dix kilogrammes d'eau, même plus; deux heures après le dernier verre elles sont rendues par les urines, et sur la fin, pour ainsi dire, sans être altérées; en effet, quand on en boit de douze à quinze verres, si l'on soumet les dernières urines, rendues à la fin de l'exercice du matin, à l'action des réactifs, ils y déterminent à peu près les mêmes phénomènes que ceux que l'on observe dans l'eau que l'on vient de puiser à la source, aussi pourrait-on douter, contrairement à l'opinion de physiologistes célèbres, si elle n'ar-

(1) Le sieur Legras encore aujourd'hui vivant à Contrexéville.

rive pas à la vessie par une voie plus directe que le système sanguin.

Ces eaux parvenant à cet organe sans éprouver d'altération essentielle, conservent leur principe dissolvant et stimulant; parcourant aussi rapidement les voies urinaires, elles lavent leurs parois, en détachent les mucosités surabondantes ainsi que celles qui enveloppent les calculs; séparent de ces derniers les couches encore peu durcies, augmentent les forces expulsives des organes urinaires, et facilitent la chute dans la vessie des graviers existants dans les reins ou les uretères; à son tour la vessie expulse avec plus de force l'urine qu'elle renferme, et entraîne avec elle les mucosités ainsi que les calculs et graviers dont la grosseur est en proportion de l'ampleur du canal de l'urètre. (*Voyez* les Mémoires de MM. Bagard et Thouvenel.)

Ainsi que le docteur Thouvenel l'a avancé dans son mémoire, ces eaux dissolvent promptement les calculs vésicaux, autres que les muraux, que l'on y met digérer, surtout lorsqu'on les place dans un grand volume d'eau, que le vaisseau qui les contient est hermétiquement fermé, et que l'on a soin de la renouveler tous les jours. *La plupart des graveleux qui viennent à Contrexéville répètent cette expérience, et toujours obtiennent le même résultat.*

Il est de notre devoir de signaler le danger que peuvent offrir les eaux de Contrexéville, dans le cas où les organes contiendraient une pierre ancienne, entièrement formée et concrète. L'usage des eaux en entraînant les mucosités qui revêtent les calculs et qui modéraient la sensibilité des voies urinaires, occasionnerait des douleurs plus vives, et si on ne se hâtait de les discontinuer, une inflammation très-intense et les résultats les plus funestes.

Ces eaux portent aussi leur action sur les intestins et déterminent chez le plus grand nombre des buveurs de quatre à huit selles, et même plus, chaque matinée; ces selles, quoique nombreuses, n'affaiblissent point, elles donnent au contraire plus de forces aux voies digestives et augmentent l'appétit. Les évacuations ne diminuent en rien celle de l'urine, qui surpasse en volume l'eau bue. Les selles sont muqueuses, jaunâtres, et souvent teintes en noir, ce qui ne peut être dû qu'au fer contenu dans ces eaux. Dans quelques affections catarrhales les selles deviennent critiques : en ce cas elles sont muqueuses, liées, copieuses, rapprochées et nombreuses; alors le dépôt muqueux des urines perd de son odeur et de son volume, les besoins d'uriner s'éloignent, les forces expulsives de la vessie renaissent, et après douze ou quinze jours de ces efforts de la nature le catarrhe disparaît.

Chez un très-petit nombre de buveurs, elles déterminent un effet contraire. S'il y a constipation, il faut y remédier par les lavements, les bains de siége, les bains entiers. Lorsqu'elle ne cède pas à ces moyens, un ou deux gros de sulfate de magnésie mis dans le premier ou deuxième verre d'eau y remédie. Dans le cas où la constipation a lieu chez un goutteux, il ne doit pas négliger cet adjuvant; les évacuations par les selles sont très-favorables à ce genre de maladie.

Des buveurs se plaignent qu'elles leur portent à la tête, leur occasionnent une espèce d'ivresse (elle n'est due qu'à l'acide carbonique de ces eaux, on l'évite en exposant son verre à l'air un instant avant de boire), de la fatigue dans les membres abdominaux et un accablement général. Ces effets ne sont que de courte durée, mais se renouvellent chaque matin pendant les huit ou dix premiers jours de la saison. Ces légères incommodités sont remplacées par un sentiment de bien-être général.

L'appétit augmente ordinairement après sept à huit jours et se soutient le reste de la saison. La digestion devient prompte et facile, si le buveur a soin de ne pas trop se livrer à son appétit, qui souvent est excessif, et de faire choix d'aliments faciles à digérer.

Quelques buveurs ont le sommeil mauvais les premières nuits; cette insomnie ne dure pas, je l'ai vue ne céder qu'à l'usage, avant de se coucher, d'une ou deux tasses d'infusion de fleurs d'oranger, d'autres fois nécessiter la décoction de têtes de pavot ou du sirop diacode : elle ne résiste pas à ces moyens.

### DE L'USAGE EXTÉRIEUR DES EAUX.

Elles sont d'une grande utilité en injections dans les catarrhes de l'urètre, du vagin et du rectum; on doit les chauffer d'abord, et insensiblement s'en servir à peu près froides.

Elles sont un très-bon collyre dans les ulcères des glandes de Meibomius.

On emploie avec avantage ces eaux en lotions sur les contusions et les ecchymoses, pour en faciliter la résolution; sur les ulcères, afin d'en activer les propriétés vitales et faire marcher promptement la cicatrisation. Lorsque des scrophuleux ou dartreux ont des ulcères, et qu'ils boivent ces eaux, ils doivent, outre leur usage interne, faire des lotions souvent répétées et même y appliquer de la charpie et des compresses imbibées d'eau. On voit après dix à douze jours de leur emploi, les bords de ces ulcères, qui étaient élevés, durs et calleux, s'affaisser; le pus, de sanieux, devenir de bonne qualité, et la cicatrice marcher assez rapidement.

SOURCES DES BAINS.

Elles sont uniquement destinées à alimenter les bains et les douches. Leurs propriétés sont telles que, quel que soit le temps que l'on reste dans un bain, il détermine une action marquée sur la peau, et ses vaisseaux absorbants semblent avoir acquis une nouvelle énergie, car quelques secondes après qu'on est sorti du bain, elle est ressuyée.

Les graveleux à qui ils conviennent sous tous les rapports, doivent en prendre souvent, après avoir bu. Car si, comme j'ai été à même de l'observer bien des fois, les eaux occasionnent une surexcitation ou un spasme de l'appareil urinaire, le bain les fait disparaître, et ordinairement c'est dans le bain, ou peu après en être sorti, qu'ils rendent les graviers d'une certaine grosseur.

La température des bains ne doit pas excéder vingt-sept à vingt-huit degrés de Réaumur.

Les affections catarrhales chroniques des voies urinaires, pour lesquelles on vient à Contrexéville, en réclament aussi souvent l'usage, surtout si elles sont déterminées par la rétrocession d'une maladie de peau ou entretenues par des calculs ou graviers; dans ce cas ils facilitent le départ de ces derniers, et le retour à l'extérieur du vice qui les occasionne, et par conséquent concourent à la guérison de l'affection catarrhale. Si l'on soupçonne que le vice soit psorique ou herpétique, il faut rendre les bains sulfureux.

On trouve à l'établissement tout ce qui est nécessaire pour composer les bains factices, qui, par leur genre de minéralisation, peuvent être utiles aux buveurs qui doivent en faire usage.

DES DOUCHES.

Les douches ont trois mètres de chute ; leur diamètre est de quatorze à vingt-huit millimètres ; à cet effet, on change les ajustages, ainsi que pour les rendre en arrosoir.

La douche reçue sur les lombes a paru favorable pour y déterminer un ébranlement qui se transmet aux reins et aux uretères, en active les propriétés vitales, et semble faciliter la chute dans la vessie des graviers qui pourraient y stagner.

Elles sont aussi employées avec utilité dans les affections catarrhales, en les dirigeant tant sur la colonne vertébrale que sur les flancs et la région de la vessie, au-dessus du pubis.

Il est aussi d'autres maladies traitées à Contrexéville, à qui les douches conviennent ; telles sont, chez les goutteux, les nodus, la raideur des articulations, etc. ; chez les scrofuleux, les tumeurs indolentes, etc. La douche a paru être plus favorable aux buveurs graveleux, avant qu'après le bain.

Dans quelques affections catarrhales du rectum, du vagin, de la vessie, de paralysie de ces organes, la douche ascendante, dirigée soit dans le rectum, le vagin, ou sur le périnée, est d'une grande ressource pour aider à leur guérison, de même que dans le cas d'hémorroïdes ou de règles supprimées.

---

# QUATRIÈME PARTIE.

## Observations sur les maladies traitées à Contrexéville.

Les maladies dont je vais rapporter les histoires ont été traitées uniquement par l'usage des eaux de Contrexéville; si dans quelques cas particuliers on a joint à leur usage des boissons ou des médicaments, j'en ferai mention dans l'observation du malade qui en aura usé.

Ces observations ont été décrites avec la plus scrupuleuse exactitude. Pour leur donner un caractère absolu d'authenticité, nous avons choisi, parmi un nombre considérable de cures, celles dont nous sommes autorisés à nommer les sujets, et, dans cette catégorie, celles dont plusieurs années garantissent le succès.

Nous avons dû toutefois faire exception à notre règle dans les maladies de femmes, et l'on comprend la nécessité de notre réserve.

La première observation est celle qui fit connaître à l'illustre Bagard les vertus bienfaisantes de l'eau de Contrexéville. Je vais la rapporter telle qu'il la fit connaître dans son mémoire imprimé en 1760, et comme la personne qui en fait le sujet vient encore de me la raconter (elle habite Bulgnéville, distant de six kilomètres de Contrexéville); depuis qu'elle a rendu un calcul par l'effet des eaux, elle n'a eu aucun ressentiment de cette fâcheuse maladie.

## PREMIÈRE SÉRIE.

### PREMIÈRE OBSERVATION. ( GRAVELLE. )

Mademoiselle *Desmarets*, aujourd'hui veuve d'un officier supérieur de l'ancien régiment de la reine, étant âgée de dix ans, était tourmentée de la pierre; on la conduisit à Lunéville pour souffrir l'opération de la taille; la saison ne s'étant pas trouvée propice, on la différa. Cette enfant maigrissait tous les jours, et on attendait une mort certaine.

On la fit venir à Bourmont, qui n'est pas éloigné de Contrexéville, et dès le premier printemps, qui était celui de 1759, on lui fit prendre les eaux de Contrexéville qu'on allait puiser à la fontaine.

Elle se trouva d'abord beaucoup soulagée, elle commença à retenir ses urines et à reprendre de l'embonpoint; ayant continué les eaux à l'arrière-saison, elle s'est trouvée de mieux en mieux.

Enfin, elle est allée au printemps dernier à Contrexéville, où elle a passé une quinzaine de jours, et est revenue à Bourmont. Quelques jours après son retour, elle ressentit des douleurs très-aiguës à la vessie et au côl de cet organe, qui lui causèrent une espèce de faiblesse; le lendemain pareil accident lui survint, elle prit le pot de chambre pour uriner, elle rendit à ce moment, sans peine, une pierre de la grosseur d'une grosse balle de calibre, mais irrégulière, qui tomba comme un plomb dans le pot.

Cette pierre que nous possédons, et qui nous a été envoyée par une personne célèbre dans le barreau, aussi distinguée par ses talents que par ses connaissances dans l'histoire de Lorraine, et aussi amateur de l'exacte vérité qu'elle est remplie d'humanité, et près parent de cette jeune demoiselle, cette pierre, dis-je, a toutes les marques extérieures d'avoir eu un plus gros volume ; on y remarque des tubérosités et des enfoncements qui font juger que les eaux de Contrexéville en ont détaché des fragments. (*Dr Bagard.*)

DEUXIÈME OBSERVATION. (GRAVELLE.)

M. *de Saint-Pater,* ancien officier de cavalerie, âgé de 50 ans, d'une assez forte constitution, avait joui d'une bonne santé jusqu'en 1806, où il éprouva pour la première fois une colique néphrétique, ayant son siége au rein gauche ; cette colique fut suivie de l'émission de deux petits calculs, et de beaucoup de sable qui, d'après l'analyse qu'il en fit faire, étaient composés d'acide urique. Mêmes accidents en 1807 et 1808 ; il vint à Contrexéville en 1809, et commença l'usage des eaux, le 11 juin, par trois verres ; le 17, il en but douze ; le 30, il finit sa saison par cinq ; l'effet des eaux fut secondé par des bains entiers, de deux jours l'un.

Le quinzième jour de sa première saison, il ressentit une douleur sourde à la région du rein gauche, elle persista, sans augmentation, jusqu'au 1er juillet, premier jour de sa seconde saison.

Le 2 juillet il but cinq verres, un bain ; dans l'après-midi la douleur devint très-vive, descendit le long de l'uretère, et par un effort qu'il fit pour vomir, elle cessa subitement, la chute d'un gravier dans la vessie ramena le calme, suivi de l'émission de beaucoup d'urines teintes de sang, qui charrièrent du sable ; dans la nuit il rendit facilement, et sans douleur, un gravier anguleux, d'un rouge noir, de la grosseur d'un noyau de cerise.

Le 4, douze verres; il charrie du sable avec ses urines, qui perdent leur teinte sanguinolente.

Le 10, même quantité d'eau, un bain, point de sable avec ses urines; il quitta les eaux le 20 juillet, bien portant; y revint en 1810, plutôt par reconnaissance que par besoin, n'ayant éprouvé aucun ressentiment de cette fâcheuse maladie, jusqu'en 1828, où il jouissait encore d'une parfaite santé. (*D*[r] *Thouvenel.*)

TROISIÈME OBSERVATION. (GRAVELLE.)

M. le duc *de Duras*, avant l'émigration, avait éprouvé, à diverses reprises, des coliques néphrétiques, qui toutes avaient leur siége au rein gauche; par le conseil du docteur Thouvenel, il se rendit à Contrexéville pendant l'été de 1788 et 1789, les eaux lui firent rendre beaucoup de sable, surtout la première année, et il n'eut aucun ressentiment de cette douloureuse maladie, jusqu'à l'hiver de 1809 à 1810, qu'il s'aperçut qu'il recommençait à charrier du sable par ses urines; il se rendit à Contrexéville, où il fit une saison.

Le septième jour, neuf verres, urines troubles et marquées de sable; en enjambant la cuve pour prendre un bain, il ressentit une douleur des plus aiguës le long de l'urètère, qui se fit encore ressentir plus vivement à l'extrémité du gland; de suite besoin d'uriner, il rend cinq petits paquets de glaires qui étaient ainsi que les urines teintes de sang; il resta deux heures dans le bain, pendant ce temps il but plusieurs tasses d'eau de graines de lin, urina souvent; une heure après la douleur passée, il rendit, sans le ressentir, un gravier ayant trois pointes acérées et enveloppées de glaires; dans la nuit les urines ne furent plus teintes, et les incommodités qui avaient précédé ce départ disparurent;

depuis il jouit d'une bonne santé, sous ce rapport; il revint les années suivantes boire les eaux comme moyen prophilactique, jusqu'à sa mort, arrivée en 1814. *(Thouvenel.)*

QUATRIÈME OBSERVATION. (GRAVELLE.)

M. le comte *de Joubert,* conseiller à la cour de cassation, ancien conseiller d'état, âgé de 60 ans, bien constitué, avait toujours joui d'une bonne santé; étant conseiller d'état il se livra à un travail très-assidu, et c'est de cette époque que date l'affection graveleuse qui l'a amené aux eaux de Contrexéville, le 29 juin 1818.

Avant son arrivée aux eaux, il avait éprouvé sept attaques de néphrite, dont six au rein gauche, et la dernière au droit, qui fut la plus violente; toutes furent suivies d'émission de graviers plus ou moins gros.

Il commença sa saison par quatre verres, en porta le nombre à douze, et la finit comme il l'avait commencée. L'usage des eaux était secondé par des bains entiers de deux jours l'un.

Le dixième jour de la saison, il ressentit une douleur sourde au rein gauche, laquelle suivait la direction de l'uretère; deux jours après elle fut pendant quelques minutes des plus aiguës et cessa tout-à-coup; dès ce moment chaque envie d'uriner était annoncée par un pincement à l'extrémité de la verge; et, après deux jours de cet avertissement, il rendit un gravier de la forme d'un gros pois aplati, couvert d'aspérités, d'un jaune clair; sa sortie fut assez douloureuse et suivie de l'écoulement de quelques goutelettes de sang; depuis ce départ le malade ne se plaignait plus que d'un léger embarras au rein gauche, ce qui fit présumer la présence d'autres graviers; en effet, il rendit dans le mois qui suivit son départ des eaux, sans douleur, trois petits graviers, à cinq à six jours d'intervalle ; il ne s'en aperçut qu'en les entendant tomber dans son pot de nuit, dès-lors l'embarras des reins cessa ; depuis le mois d'août 1818, jusqu'à sa mort, en mars 1822, suite d'une fluxion de poitrine, il n'a rien éprouvé qui lui fît craindre une récidive de gravelle.

CINQUIÈME OBSERVATION. ( GRAVELLE. )

Madame *Dumont* la mère, commerçante à Besançon, d'une forte constitution, éprouvait assez souvent depuis plusieurs années des coliques néphrétiques. Déterminée par le bien-être qu'avait obtenu M. *Lippman*, son compatriote, de l'effet des eaux de Contrexéville, elle y arriva dans les premiers jours d'août 1819. Elle rendit à plusieurs reprises du sable et quelques graviers, ce qui fit disparaître les douleurs de reins qu'elle éprouvait ; se croyant guérie, elle les quitta le 28 août. Les mêmes accidents s'étant renouvelés pendant l'hiver de 1820 à 1821, elle revint cette année aux eaux. Pour cette fois, son espoir ne fut pas trompé, car elle se porte bien, et n'avait, au mois de juillet 1828, rien éprouvé qui lui fît craindre une récidive de cette maladie.

SIXIÈME OBSERVATION. ( GRAVELLE. )

M. *Collet*, avocat à Besançon, éprouvait depuis assez longtemps des douleurs néphrétiques des plus vives, et rendait par fois des graviers avec les urines, ce qui le détermina à venir boire les eaux de Contrexéville. En s'y rendant, chaque cahos de la voiture le faisait horriblement souffrir.

Il passa dix-huit jours à Contrexéville, et ce temps suffit pour qu'il y laissât ses douleurs, et quoique retournant chez lui sur un simple chariot, il n'éprouva aucune souffrance, et depuis continue à jouir d'une bonne santé.

M. Collet m'écrivit le 18 janvier 1825; il termine sa lettre en ces termes : « Je conclus que les eaux de Contrexéville m'ont fait le plus grand bien, et qu'elles m'ont guéri de mes coliques néphrétiques dont je n'ai eu aucun ressentiment depuis que je suis allé les boire à la source, en 1821. »

SEPTIÈME OBSERVATION. ( GRAVELLE. )

M. *Coste*, négociant à Lyon, fut affecté, en 1820, d'un abcès dans la vessie, qui fut guéri dans l'espace de deux mois par des bains de siége et des tisannes rafraîchissantes. Pendant ce traitement il rendit abondamment du pus avec ses urines.

En 1821, il se déclara chez lui des symptômes de gravelle, qui s'annonçaient par des coliques néphrétiques se renouvelant de quinze en quinze jours. Divers moyens mis en usage pour le débarrasser de cette maladie furent sans succès. Un des médecins célèbres de la capitale lui conseilla les eaux de Contrexéville, où il arriva le 19 août 1822. Il y fit une saison pendant laquelle il rendit beaucoup de sable et de graviers, sans éprouver la plus légère douleur par leur passage des reins dans la vessie, passage qui, avant l'usage des eaux, était des plus douloureux. Il quitta Contrexéville, le 9 septembre, dans un état de santé très-satisfaisant.

Par une note qu'il m'a remise sur son état de santé, il dit que depuis son départ des eaux jusqu'en avril de cette année, il n'a eu qu'une légère altération dans les fonctions urinaires, une fois seulement, et que depuis il n'a rien éprouvé, ce qui l'autorise à croire qu'il a été guéri par les eaux de Contrexéville.

HUITIÈME OBSERVATION. (GRAVELLE.)

M. *Ormansay*, âgé de 28 ans, prêtre du diocèse de Dijon, ressentait, depuis plus de deux ans, des douleurs sourdes à la région des reins; il charriait souvent avec ses urines un sable brillant, blanc ou jaunâtre; il eut une colique néphrétique, deux mois avant de venir à Contrexéville; elle se termina par la chute, dans la vessie, d'un gravier, qu'il rendit quelques jours après (oxide cystique). Ce départ procura peu de soulagement. Il arriva à Contrexéville, le 18 juin 1829.

Sa marche était gênée; il accusait une douleur sourde à la région du rein droit, par fois à la vessie, se propageant jusqu'à l'extrémité du gland; il était sans forces, sans appétit et dormait mal.

Le 27, neuf verres; bain de deux jours l'un.

Le 4 juillet, quatorze verres; les urines coulent facilement.

Le 10, il a récupéré son appétit, ses forces et son sommeil; plus de douleurs à la région des reins.

Le 15, seize verres, bain; douche dirigée sur la région des reins, à droite elle fait éprouver une douleur assez vive; dès lors il rend un sable cristallin.

Du 16 au 21, même quantité d'eau, chaque jour une douche sur les reins; le 17, elle est plus sensible en tombant sur la région du rein droit et le long de son uretère. En urinant les douleurs sont vives; urine très-colorée, sable abondant; la marche redevient pénible, l'appétit se perd, le sommeil est interrompu par des besoins fréquents d'uriner.

Le 22, tous ces symptômes sont exaspérés, il ne boit que dix verres; eau de graines de lin.

Le 23, un bain, dans lequel il boit de l'eau minérale et

de l'eau de lin ; il résiste jusqu'à un certain point au besoin d'uriner, il pousse avec force et expulse un gravier ayant la forme d'un noyau d'olive, de cinq lignes de long ; il est inégal, formé de cristaux blancs et jaunâtres ( d'oxide cystique ) réunis par agrégation ; sa sortie fut précédée et suivie d'urine sanguinolente. Dès lors toutes les douleurs cessent, et le malade se trouve dans un état très-satisfaisant. Il quitte Contrexéville quelques jours après, avec l'espoir d'être débarrassé de cette fâcheuse affection, pronostic qui n'était point démenti en 1835.

NEUVIÈME OBSERVATION. ( GRAVELLE. )

M. *J. Porteau*, ancien agent de change à Paris, d'une forte constitution, ayant le système nerveux très-irritable, issu d'un père goutteux et graveleux, ressentit avant 1821 quelques accès de coliques néphrétiques, pendant et après lesquels il rendait du sable avec ses urines ( acide urique ). A chaque colique, rétraction du testicule droit, avec douleur assez vive. Après quinze jours de saison, ses urines étaient à l'état normal ; il revint à ces eaux en 1822, 1823, 1824, 1825, 1826 et 1827, et depuis il n'avait rien ressenti de l'affection qui l'avait amené en 1821, lorsque sur la fin de 1834, il eut une légère colique néphrétique, qui fut suivie de la sortie de sable assez gros. De temps à autre il éprouvait une douleur au rein droit, qui se prolongeait le long de son uretère, et chaque nuit il rendait plus ou moins de sable avec ses urines ; ce fut dans cet état qu'il arriva aux eaux, le 15 juillet 1835.

Leur usage était secondé par des bains.

Le 20, à sept heures du matin, douleur assez vive au rein droit, le long de l'uretère ; rétraction des testicules, quelques nausées. Bains, lavements, etc.; pour boisson, eau de lin. A trois heures du matin, la douleur cesse.

Les 21, 22 et 23, symptômes analogues; à cela se joint, le 24, un malaise, une lassitude générale, perte de l'appétit, besoin fréquent d'uriner, urine louche, citrine foncée. Dans la nuit la douleur de l'uretère cesse, alors les urines sont troubles, brunâtres, elles déposent beaucoup de sable gris et du mucus. Le 25, dans la soirée, il rend facilement un gros calcul gris, lisse, très-dur, assez long, pointu à une de ses extrémités, assez gros à l'autre qui est tronquée et sur laquelle on voit des dépressions où stagnait sans doute le mucus sablonneux qu'il a rendu précédemment. Dès lors bien-être général, et en quittant Contrexéville, le 30 août, M. *Porteau* était dans un état de santé parfaite, dont il jouissait encore en avril 1840.

DIXIÈME OBSERVATION. (GRAVELLE.)

Pendant le séjour que M. *Laprey*, de Besançon, fit à Contrexéville en 1835, il rendit une énorme quantité de graviers.

Le 20 août, dix parcelles qui semblaient être des fragments d'un corps plus volumineux, du sable et des flocons muqueux, quelques-uns colorés par du sang. En quittant Contrexéville, le 4 septembre, ses urines ne déposaient plus que du mucus, quoiqu'il ressentît encore de temps en temps, avant et après avoir uriné, des picotements ou sensations qui indiquaient rationnellement l'existence d'un calcul vésical. Peu de temps après son retour chez lui, en sortant d'un dîner, il éprouva tout à coup une vive douleur à la verge, avec impossibilité d'uriner. Il prit un bain de siége, et rendit un gravier long, *aspéreux*, sur lequel on voit les traces non équivoques de parcelles détachées, ce qui explique l'origine des dix fragments de graviers rendus le 20 août par l'effet des eaux.

Revenu à Contrexéville, en 1836, il avait pris de l'embonpoint et jouissait d'une excellente santé. Ce bien-être était le même en août 1838.

ONZIÈME OBSERVATION. ( GRAVELLE. )

M. *Morin*, ancien entreposeur des tabacs, âgé de 69 ans, d'une forte constitution, était affecté depuis nombre d'années d'un varicocèle, et depuis environ cinq ans de gravelle, ce qui lui occasionnait fort souvent des coliques des plus aiguës. Lorsqu'il marchait beaucoup, ou qu'il voyageait dans une voiture dure, il rendait des urines teintes de sang, quelquefois avec de petits caillots. A son arrivée aux eaux, il se plaignait d'une douleur sourde à la région des reins, plus sensible au côté gauche ; du reste parfaite santé.

Le 5 juin, il commença à boire et prit un bain.

Le 12, douze verres, continuation des bains ; douleur plus sensible aux reins, se prolongeant le long des uretères, parfois pincement vif au gland. Dans la soirée, plusieurs vomissements spontanés, sans efforts et sans douleur. Dans la nuit il rend beaucoup de sable.

Le 13 et le 14, mêmes symptômes. Il vomit sans efforts son dîner, quoiqu'ayant mangé avec appétit.

Le 15, les eaux passent bien ; il ne vomit pas le peu d'aliments qu'il a pris. Sur le soir, envies fréquentes d'uriner ; pendant le sommeil, il fut éveillé par un grand besoin d'uriner, sans pouvoir le satisfaire ; vive douleur le long du canal de l'urètre. Il fit un effort pour vaincre ce besoin, et rendit en une seule fois quatorze graviers plus ou moins gros, dont cinq comme des grains de café moka. Tous avaient des facettes lisses, légèrement enduites de mucus, ce qui indiquait qu'elles formaient un tout par juxta-position.

Le 17, à deux heures du matin, il eut un besoin d'uriner et ne put le satisfaire ; de suite vomissement muqueux abondant. A huit heures un bain dans lequel il rendit en une seule fois cinq graviers. Une heure après, trois autres, dont un fort gros, de forme ronde, ayant neuf facettes lisses bien marquées. Les urines furent abondantes et entraînèrent beaucoup de sable. Dans la soirée le malade fut bien : il ne vomit plus ce qu'il mangea.

Les jours suivants le malade fut en proie à une nostalgie violente qui me décida à lui proposer de retourner au sein de sa famille, l'assurant qu'il était assez fort pour entreprendre ce voyage. Le contentement se peignit sur sa figure ; il put se promener plusieurs heures dans la journée. Il eut dans la matinée deux selles spontanées, et sentit un corps dur passer avec ses urines. Il fit dans la journée trois repas avec plaisir, sans vomissement ; sommeil pendant la nuit, ce qui n'était pas arrivé depuis cinq à six jours. Le lendemain il se mit en route pour son pays, où j'appris qu'il était arrivé sans avoir éprouvé aucune souffrance du voyage. L'année suivante il n'avait eu aucune récidive de sa maladie.

### DOUZIÈME OBSERVATION. (GRAVELLE.)

M. *Oswald*, négociant à Saint-Louis (Haut-Rhin), dans la force de l'âge, vient à Contrexéville, le 31 juillet 1837, pour une affection graveleuse qui le tourmentait depuis dix ans.

Le 15 octobre il m'écrivait : « Je vous ai exprimé en son temps toute la satisfaction que j'éprouvai de ma saison. C'est avec le plus vif plaisir que je vous annonce que ce bien-être n'a pas été seulement momentané, mais que jusqu'à ce jour je n'ai pas rendu de sable ; j'en suis moi-même étonné, car je n'ai pu prendre les ménagements prescrits pour prévenir des rechutes ; j'ai voyagé jusqu'en Hollande, et certes une vie d'auberge n'était pas ce qui convenait à mon état. En rentrant chez moi, j'éprouvai quelques légers symptômes d'irritation que le repos a fait cesser. » En 1840, sa guérison ne s'était pas démentie.

TREIZIÈME OBSERVATION. (GRAVELLE.)

M. *Bazin* père, avocat à Troyes, avait eu, avant 1831, plusieurs coliques néphrétiques, toutes suivies d'émission de graviers d'acide urique, pourquoi il vint prendre les eaux de Contrexéville.

Lors de son arrivée, le 28 juin 1831, il accusait une douleur permanente à la région du rein gauche, que parfois la marche exaspérait, alors elle se faisait ressentir au gland ; ses urines étaient louches et déposaient du sable roux plus ou moins gros et des fragments muqueux. En quittant Contrexéville, le 19 juillet, il était dans un état satisfaisant, les douleurs avaient cessé, le sable avait disparu de ses urines qui étaient normales. Sa santé, sous ce rapport, ne lui laissait rien à désirer en 1847, ce qui m'a été assuré par un de ses fils, qui est venu boire les eaux pour le même motif et avec le même succès. En 1850 il continuait à se bien porter.

QUATORZIÈME OBSERVATION. (GRAVELLE.)

M. *Lachaise*, de Paris, dans la force de l'âge, rendait depuis bien des années, presque continuellement, du sable rouge avec ses urines, surtout après des fatigues, des transpirations abondantes, ou le moindre écart de régime. Il avait eu plusieurs coliques néphrétiques, suivies d'émission de graviers d'acide urique. Il vint pour ce motif prendre les eaux de Contrexéville, le 6 juillet 1830, se plaignant de fatigues, de pesanteur à la région des reins, de chaleur dans le canal de l'urètre et parfois de douleur au gland. Ses urines étaient fortement colorées, déposaient du sable rouge, cristallisé aux parois du vase de nuit; du reste il jouissait d'une bonne santé.

Il commença sa saison le 7, par trois verres, et en but jusqu'à quinze et même plus par exercice. Après seize jours, les urines étaient abondantes et normales, et les sensations qu'il éprouvaient aux reins et à l'urètre avaient disparu; en partant le 28, il était dans un état satisfaisant. Il y revint en 1833, ayant encore rendu parfois du sable. Le 12 juillet 1844, il m'écrit : « Que les deux séjours qu'il a faits à Contrexéville, lui ont été très-favorables, car depuis il n'a pas éprouvé la moindre atteinte dans les voies urinaires. »

QUINZIÈME OBSERVATION. (GRAVELLE.)

M. *Jacob*, ancien notaire à Troyes, vint en 1835 à Contrexéville pour la gravelle rouge (qui paraît héréditaire dans sa famille, car madame sa mère l'avait, un de ses fils avait été opéré de la pierre à l'âge de sept ans, et un de ses neveux est venu prendre les eaux en 1841 et 1846 pour la même cause), qui le tourmentait depuis longtemps, ayant déjà eu plusieurs coliques néphrétiques, toutes suivies d'émissions de graviers. En arrivant le 15 juin, il accusait une douleur sourde à la région des reins, ses urines étaient colorées et déposaient du sable rouge et des mucosités; il souffrait de la poitrine et était enroué; il but l'eau minérale coupée avec du lait, ce qui suffit pour faire cesser l'enrouement.

Pendant les douze premiers jours de sa saison, ses urines charrièrent beaucoup de sable et quelques petits graviers; le mucus en avait disparu et ses douleurs rénales étaient à peu près nulles, lorsque le quinzième il ressentit un point douloureux à la région du rein gauche, qui s'étendait en suivant l'uretère gauche jusqu'au gland, sans avoir éprouvé de vomissement. Pendant la nuit, il rendit un petit gravier ; dès lors les douleurs cessèrent, et en quittant Contrexéville, le 7 juillet, il se trouvait dans un état satisfaisant, quoique ses urines déposassent encore parfois du sable.

Il revint en 1836, n'ayant ressentit qu'une légère colique néphrétique suivie de l'émission d'un petit gravier. Il y revint en 1837, 38 et 40, quoique depuis 1836 ses fonctions urinaires fussent normales. Quand son neveu y vint en 1846, sa guérison ne s'était pas démentie.

### SEIZIÈME OBSERVATION. (GRAVELLE.)

Mademoiselle *Bouclinville*, d'Epinal, d'un tempérament sympbatico-nerveux, mal réglée, étant quelquefois plusieurs mois sans rien voir, ressentait depuis plusieurs années des douleurs plus ou moins vives à la région du rein gauche, qui, plus tard, se propagèrent à l'uretère, à la vessie, surtout au canal de l'urètre, avec fréquences dans les besoins d'uriner, etc., etc. Depuis cinq mois ces besoins sont devenus trés-fréquents, très-douloureux et très-difficiles à satisfaire, et enfin elle eut une rétention complète d'uriner, qui l'obliga à avoir recours à la sonde, investigation qu'elle avait refusée jusqu'alors ; ses urines ne déposant ni sable ni gravier, seulement des mucosités et souvent du sang. Mais au moment où elle fut sondée pour la première fois, les urines qui s'écoulèrent par la sonde déposèrent des sables (acide urique), et ses yeux en furent souvent obstrués, ce qui avait encore lieu quand elle arriva à Contrexéville, le 14 août 1850; se plaignait en outre d'inappétence, de douleurs à l'estomac et de digestions pénibles.

Le 15, elle commença sa saison par deux verres. Pour sa boisson ordinaire dans la journée, eau de chiendent, grand bain ou de siége chaque jour, topiques, etc. Les jours suivants elle éprouva des difficultés et de vives douleurs pour introduire la sonde; elle rend du sable et quelques graviers, des urines sanguinolentes.

Le 29, surprise par un orage, elle est mouillée, rentre très-fatiguée, éprouve beaucoup de difficulté de passer la sonde, avec de vives douleurs, urines fortement colorées par du sang.

Le 30, elle ne boit pas d'eau minérale, ne peut faire pénétrer la sonde dans la vessie, malgré bains, topiques, etc., et refuse de se laisser sonder. Le 31 au matin, vaincue par la douleur, elle se laisse sonder. Je passe une grosse sonde, je trouve, vers le milieu du canal de l'urètre, un obstacle qu'au contact je reconnais être un gravier; en le frappant avec la sonde, il cède et l'urine s'échappe. Entre le canal et la sonde que je retire, un jet d'urine entraîne un gravier assez gros, de forme carrée, à faces rugueuses, des parcelles de graviers très-friables semblent s'en être détachées; dès ce moment elle urine naturellement et toutes les douleurs deviennent supportables.

Le 1er septembre, douze verres; elle rend beaucoup de sable, et accuse du malaise au rein gauche.

Le 2, quatorze verres; après son exercice du matin,

elle ressent de vives douleurs le long de l'uretère et au col de la vessie; elle rend beaucoup de sable et neuf petits graviers. Malaise au rein gauche et au col de la vessie. Malgré ces souffrances elle ne veut pas permettre qu'on explore la vessie.

Le 5, elle ne boit pas, fait quarante kilomètres dans une voiture très-dure; dans la nuit elle rend sable et petits graviers, et ressent de la douleur au col de la vessie.

Le 7, quatorze verres, douleurs plus vives, les besoins d'uriner plus fréquents deviennent difficiles.

Le 8, après avoir bu quatre verres d'eau minérale, envie de vomir, vives douleurs à la vessie, rétention; elle ne veut pas qu'on la sonde; le soir elle tente d'en passer une et ne ramène que du sang.

Le 9, même état; sur le soir elle passe une sonde métallique, éprouve de la difficulté à la faire pénétrer dans la vessie, et croit avoir rompu quelque chose; elle retire par la sonde une parcelle de gravier; après, elle urine naturellement, les urines sont moins colorées par le sang, et ses douleurs sont moins aiguës, les boissons passent mieux. Après minuit, elle fait un sommeil de deux heures; elle est réveillée par un besoin d'uriner; elle rend un gravier allongé, de forme irrégulière, pesant soixante-douze centigrammes. Après son émission, elle ne souffre plus que dans le canal de l'urètre quand elle urine. Elle boit dans la journée quatorze verres d'eau minérale qui passent bien; sur le soir les douleurs de l'urètre sont très-supportables, et les urines ne sont plus colorées par du sang.

Le 11, quatorze verres; l'amélioration fait des progrès, elle n'éprouve plus qu'une légère sensation au canal de l'urètre en urinant, et part le 13 dans un état très-satisfaisant, emportant des eaux avec elle; le voyage ne l'a nullement fatiguée. Un mois après elle écrivait à la dame chez qui elle logeait à Contrexéville : « Je n'ai qu'à me louer de mon voyage à Contrexéville, je me trouve dans un état de santé que j'étais loin d'espérer. *C'est à vos eaux que je dois, sous tous les rapports, le rétablissement de ma santé.* » Un mois plus tard elle écrivait : « La preuve que ma santé ne me laisse rien à désirer, c'est que je vais me marier; » et depuis elle continue à se bien porter, ce qui m'est confirmé par sa lettre du 24 janvier 1851, pleine d'expressions de la plus vive reconnaissance pour la fontaine qu'elle appelle merveilleuse.

---

## DEUXIÈME SÉRIE.

### CATARRHE DES VOIES URINAIRES.

#### DIX-SEPTIÈME OBSERVATION.

M. *Pierre Dioré*, propriétaire à l'île Bourbon, dont le père est mort à la suite d'un calcul, ressentait continuellement une douleur plus ou moins vive, soit au rein gauche, soit le long du canal de l'urètre, soit au périnée, en un mot tous les signes rationnels de l'existence d'un calcul. Depuis trois ans, ses urines charriaient continuellement des mucosités sous différentes formes. Il se fit sonder par le professeur *Dubois* père, qui, après une exploration scrupuleuse de sa vessie, caractérisa sa maladie de catarrhe vésico-rénal, n'ayant trouvé aucun corps étranger dans cet organe, et lui conseilla les eaux de Contrexéville, où il arriva le 25 avril 1822.

Le 7 mai, treize verres; le soir, vive douleur à la région

du rein gauche, de son uretère et du périnée; urine trouble, bourbeuse, blanchâtre; dépôt muqueux très-abondant.

Le 8 au matin, la douleur a cessé; le soir, elle reparaît; symptômes périodiques qui se renouvellent jusqu'au 24; urines moins troubles.

Le 27, douleur à la région du rein droit bien moins vive, celle de gauche a disparu, celle du périnée se fait sentir : bains, douches ascendantes sur cette région; le soir, les douleurs cessent.

Le 28, plus de douleurs; le buveur se trouve bien; il continue les bains et les douches ascendantes matin et soir.

Le 3 juin, dix verres; son corps se couvre d'une éruption vésiculeuse; chaque bouton donne à son sommet une gouttelette de sérosité; cette éruption détermine un prurit fatigant; urines bien moins troubles, etc.; bain, douche.

Le 6, la dessiccation des vésicules se fait; M. *Dioré* se trouve dans un état très-satisfaisant : plus de douleurs; les urines ne déposent plus.

Le 11, il quitte Contrexéville dans un état de santé parfaite. Depuis, il jouit, sous tous les rapports, d'une bonne santé, même depuis sa rentrée à l'île Bourbon, ce qui m'a été confirmé par un de ses frères, arrivé de l'île Bourbon à Contrexéville en 1827, où il passa aux eaux un mois pour une semblable affection qui paraît héréditaire dans sa famille.

### DIX-HUITIÈME OBSERVATION. (CATARRHE VÉSICAL.)

M. *de Guaita*, propriétaire de la verrerie de Saint-Quirin, âgé de 70 ans, d'une constitution très-replète, depuis plus de douze ans éprouvait une lenteur dans l'émission des urines, dont le jet était diminué de volume.

Sur la fin de 1825, sept à huit jours après son retour de Baden, où il allait chaque année prendre les eaux pour des atteintes de rhumatismes, il fit à cheval un voyage de quatre à cinq lieues, pendant lequel il fut obligé de descendre plusieurs fois pour uriner. Les urines étaient chaudes et douloureuses, rendues avec plus ou moins de difficulté et mêlées d'une assez grande quantité de sang. Les jours suivants, il survint en outre des maux de reins, une douleur obtuse dans la région de la vessie, laquelle se propageait le long de l'urètre et devenait aiguë quand le besoin d'uriner se manifestait, ce qui arrivait chaque quart-d'heure ou demi-heure. Les urines étaient très-brunes, et après 7 à 8 heures de repos, on remarquait, en les décantant, le cinquième ou sixième de leur volume de glaires extrêmement filantes, colorées par du sang, ainsi qu'une assez grande quantité de sable jaunâtre paraissant être d'acide urique.

Cette affection fut combattue par l'application des sangsues, des demi-bains, etc. Après huit à dix jours, M. *de Guaita* se trouvait assez bien, les urines passaient mieux et ne contenaient plus de sang; les glaires ne formaient plus que le trentième de leur volume. Un professeur de Strasbourg fut consulté; il assura que M. *de Guaita* n'avait pas la pierre; il lui conseilla un régime analeptique et les eaux de Guilleneau pour boisson ordinaire.

Dès le lendemain de l'usage de ces eaux, les urines furent beaucoup plus abondantes, chaudes à leur passage, colorées de sang pur; tous les symptômes de l'inflammation aiguë se manifestèrent de nouveau.

M. le docteur *Lahalle*, de Blamont, étant arrivé près du malade, fit suspendre les eaux et donner en place des boissons mucilagineuses, appliquer des sangsues, prendre des bains. Après quelques jours, il y eut un mieux-être sensible. Mais cette affection passa à l'état chronique. M. *de Guaita* partit pour Francfort au commencement d'octobre. Un médecin de cette ville lui promit de le guérir par l'usage de l'eau de chaux. Il en prit durant une partie de l'hiver et revint à Saint-Quirin au commencement de 1824, comme il en était parti, c'est-à-dire avec son catarrhe, ce qui décida le docteur *Lahalle* à l'envoyer à Contrexéville, où il arriva le 19 août 1824. Après huit jours de l'usage des eaux, il y eut une diminution sensible dans la quantité des mucosités charriées par les urines, et quelques jours après elles disparurent entièrement. Il m'écrivit, le 26 janvier suivant : « J'ai la satisfaction de pouvoir vous dire que, depuis mon départ de Contrexéville, je n'ai pas eu le moindre ressentiment de ma maladie, et que j'en suis entièrement délivré. Ces eaux, en l'espace de quelques jours, m'ont radicalement guéri d'un mal qui avait résisté à tous les secours de la médecine. »

Quelques écarts de régime ont fait reparaître quelques mucosités dans les urines, au printemps de 1825. M. *de Guaita* est revenu aux eaux cette année, et en est reparti très-satisfait.

### DIX-NEUVIÈME OBSERVATION. (CATARRHE VÉSICAL.)

M. *Boutinot*, capitaine ingénieur-géographe, à la résidence de Strasbourg, âgé de 50 ans, éprouva, en 1826, quelques légères irritations au canal de l'urètre, en urinant; une nuit, il fut éveillé par des coliques, une vive douleur à la vessie, avec un pressant besoin d'uriner. De grands efforts pour y parvenir produisirent des selles foncées, et seulement quelques gouttes d'urine. Quinze sangsues appliquées firent croire au malade qu'il était guéri, sauf quelques légères cuissons en urinant, les besoins n'étant pas plus fréquents qu'avant son accident.

En juin, il partit pour un travail très-actif qui exigeait dix ou douze heures de courses par jour, par un temps très-chaud; alors les irritations de l'urètre et de la vessie reparurent, ce qui amena un dépôt muqueux très-abondant dans les urines, qui parfois étaient teintes de sang. Malgré ses souffrances, il ne put rentrer à Strasbourg que cinq semaines après que ce catarrhe fut caractérisé. Le régime qu'il suivit et les médicaments qu'il prit restant sans succès, on l'envoya aux eaux de Niederbronn, où il but de douze à quatorze verres par jour, prit des bains, des boissons diurétiques, avec l'uvaursi, etc., etc., le tout sans succès. Rentré à Strasbourg, il fut mis à l'usage de l'eau de gomme, de goudron, des opiats résineux, des bains entiers, de siége, émolliens et aromatiques, des injections d'eau de guimauve avec l'eau de chaux, de vésicatoires au périnée, de frictions mercurielles, sans rien obtenir. Il resta dans le même état depuis septembre 1826 jusqu'en avril 1827. Pour moins souffrir, il était obligé de rester couché sur un côté; il urinait pendant la nuit de six à huit fois pas heure, avec douleur à la vessie, à l'urètre et à l'aine droite; les urines étaient brunes, troubles, sanguinolentes, puantes; reposées, elles donnaient un magma très-épais, filant comme du blanc d'œuf quand on inclinait le vase; on voyait dans ce dépôt des paquets de glaires ressemblant à de petits morceaux de chair.

Il arriva à Contrexéville le 1er juillet 1827. C'est lui qui raconte les détails que je viens de rapporter; son teint était jaune plombé; il était d'une grande faiblesse, sans appétit, et ses digestions étaient difficiles.

Les douze premiers jours de l'usage des eaux n'apportèrent aucun changement à son état.

Du douzième au vingtième jour, les dépôts de ses urines augmentèrent, et contenaient beaucoup de phosphate de chaux : il buvait alors de quatorze à seize verres.

Du 20 au 30, diminuant le nombre des verres d'eau, les dépôts se réduisirent comme lors de son arrivée, mais ils contenaient du phosphate de chaux.

Du 1er au 25 août, seconde saison, l'effet des eaux fut secondé par des bains entiers, des douches simples et soufrées; les dépôts des urines étaient d'un pouce et demi cube par vingt-quatre heures, et contenaient un quart, un tiers et même moitié de phosphate de chaux; quatre ou cinq fois ils furent presque en entier de cette substance et d'acide urique.

Pendant la première saison, le malade n'avait qu'une selle de digestion par jour; pendant la seconde, il en eut de deux à trois liquides, et l'amélioration devint évidente.

Le malade était arrivé aux eaux de Contrexéville dans un état de fatigue et de maigreur approchant du marasme; il y reprit des forces et de l'embonpoint. En les quittant l'irritation de la vessie et sa sensibilité, en pressant au-dessus du pubis, est à peu près nulle, ainsi que celle du canal de l'urètre, les envies d'uriner pendant la nuit n'ont plus lieu que chaque quatre à cinq heures, au lieu de cinq à six par heure; le dépôt très-diminué, au lieu d'être tenace, lourd, est très-léger, et nage comme un énéorême dans l'urine, bien-être qui se soutenait quand il arriva aux eaux le 8 juillet 1828; il y passa deux saisons. Quelques jours avant de partir, il avait eu des accès de fièvre intermittente, avec douleur pleurodinyque, qui persistait encore à son arrivée, ce qui ne l'empêcha pas de boire les eaux, coupées les premiers jours avec du lait; elle avait disparu à la fin de sa première saison.

Pendant sa seconde saison, il fit usage de bains entiers, de douches sulfureuses sur les lombes, les aines, le pubis, et s'en est parfaitement trouvé. Il y eut diminution notable dans le dépôt des urines, qui restait en suspension; elles contenaient du phosphate de chaux et de l'acide urique, mais en bien moindre quantité que l'année dernière, et tous ces dépôts n'équivalaient au plus qu'à un quart de pouce cube par vingt-quatre heures. Les douleurs de la vessie et de ses annexes ont cessé : il a recouvré ses forces, son sommeil, son appétit, en un mot sa santé. L'on doit croire à une guérison parfaite, car cette cure se maintenait encore en 1831.

Ne doit-on pas penser que si M. *Boutinot* était venu à Contrexéville en 1826, au lieu d'aller à Niederbronn, il aurait évité bien des souffrances?

VINGTIÈME OBSERVATION. (CATARRHE VÉSICAL.)

M. *Rolland*, lieutenant de frégate, dans la force de l'âge, éprouva, étant sur mer, de la difficulté d'uriner. Peu après il y eut de la fréquence dans les besoins, de la douleur en urinant, et enfin une cystite aiguë assez intense pour nécessiter le passage d'une sonde. Les urines étaient rouges, etc. Malgré les moyens mis en usage pour combattre cette inflammation, elle passa à l'état chronique. Après l'affaire de Navarin, M. *Rolland* quitta la mer et revint à Paris, où les divers traitements qu'il employa le soulagèrent sans le guérir, ce qui le décida à venir prendre les eaux de Contrexéville, où il arriva le 12 juin 1829.

A son arrivée, il se plaignait de pesanteur aux reins; s'il

s'exposait à un air frais, il y éprouvait de la douleur; la vessie était douloureuse à la pression; les envies d'uriner, assez fréquentes dans la journée, l'étaient moins étant couché. L'émission de l'urine peu douloureuse, lente, sans arquer; elle est citrine, louche, avec un odeur catarrhale, dépose des mucosités abondantes, jaunâtres, tenaces, qui adhèrent aux parois du vase de nuit. Les fonctions digestives se faisant mal, avec éructations fatigantes après avoir mangé; les forces locomotives très-diminuées, la moindre promenade fatiguait; le sommeil, même sans être interrompu par les besoins d'uriner, est mauvais.

Il commença sa saison par trois verres, et en porta le nombre à douze, ce qui fut secondé par des bains. Après dix jours de boissons, le ventre s'ouvrit; il eut plusieurs selles liquides chaque exercice, alors tout s'améliora.

Le 12 juillet, il commence une seconde saison par cinq verres, et va rapidement à douze; il prend, comme pendant la première, des bains et douches sulfureux. En quittant Contrexéville, le 14 août, il avait récupéré ses forces, son appétit, son sommeil, et rendait ses urines sans douleur, les conservant toute la nuit, sans éprouver le besoin de les rendre; elles étaient citrines, transparentes, mais déposant encore un peu de mucus, qui disparut totalement peu de temps après avoir quitté Contrexéville. Etant en mer en 1833, après de grandes fatigues, ses urines déposèrent encore quelques flocons muqueux, que le repos fit disparaître; mais pour consolider sa guérison, il revint en 1834, où, pendant la saison qu'il y passa, ses urines restèrent à leur état normal. Par une de ses lettres, du 29 octobre 1837, il m'annonce que sa guérison ne s'est pas démentie.

VINGT-UNIÈME OBSERVATION. (CATARRHE VÉSICAL.)

M. *Lami*, âgé de 69 ans, officier supérieur de l'administration des hôpitaux militaires à Metz, était affecté d'un catarrhe vésical chronique depuis près d'un an. Il en attribuait la cause au froid humide qu'il avait ressenti en voyageant de nuit dans une mauvaise voiture. Il en résulta une cystite aiguë qui, quoique combattue par des boissons douces, des sangsues, des bains, etc., passa à l'état chronique. On lui fit prendre de la térébenthine cuite en pilules, de quatre grains l'une, et ce au nombre de 4,500, sans autre succès qu'une légère diminution dans les symptômes, ce qui décida son médecin à l'envoyer aux eaux de Contrexéville, où il arriva le 18 juin 1834.

Il se plaignait de pesanteur à l'hypogastre, de pressants besoins d'uriner peu douloureux, qui se renouvelaient environ chaque heure ou heure et demie, et de démangeaisons au bout du gland; ses urines étaient jaunâtres, à demi transparentes, ayant une légère odeur ammoniacale, déposant environ le cinquième de leur volume de mucosités qui, en se refroidissant, se réunissaient sous la forme d'une membrane blanchâtre, et adhéraient au vase de nuit. Il était sans appétit et la moindre promenade le fatiguait.

Il commença sa saison par deux verres et n'alla qu'à dix; après trois jours de boisson il fut purgé, et les jours suivants il eut de trois à six selles par exercice.

Au douzième jour, il ne se relevait plus que deux à trois fois par nuit pour uriner, le faisant sans efforts et sans douleurs. Dès ce jour l'appétit et les forces lui revinrent, les urines reprirent une couleur citrine, le dépôt muqueux en disparut au vingtième jour de sa saison. En quittant Contrexéville, le 15 juillet, sa guérison était complète, elle ne s'est pas démentie.

VINGT-DEUXIÈME OBSERVATION. (CATARRHE VÉSICAL.)

M. *Terrier*, ancien receveur des douanes à Saint-Louis (Haut-Rhin), actuellement à Saint-Germain-en-Laye, âgé de 57 ans, eut en 1830, après s'être exposé au froid, un catarrhe vésical aigu, qui céda facilement à un traitement approprié. Depuis il jouissait d'une bonne santé, lorsque le 28 octobre 1835, il fut pris peu de temps après son lever, sans cause connue, étant dans son bureau bien chauffé, d'un frisson au pourtour du bassin, principalement à la région du scrotum, auquel il fit peu d'attention; la nuit suivante, vers deux heures du matin, il fut réveillé par un violent accès de fièvre, avec difficulté et besoin d'uriner, qui devinrent très-fréquents dans la journée, puis les urines devinrent troubles, etc.; un nouveau catarrhe de vessie se déclara, et, malgré un traitement rationnel, il passa à l'état chronique.

Dans les premiers jours de juillet 1836, il se compliqua d'une inflammation des viscères du bas-ventre, affection qui devint très-grave et fit craindre une terminaison funeste. La convalescence fut longue, et ce ne fut que le 12 août suivant qu'il fut en état d'entreprendre le voyage de Contrexéville, qui lui avait été conseillé non-seulement par son médecin, mais encore par M. *Rémont*, major au 4e dragons, qui a été guéri par ces eaux, en 1831, d'une gravelle assez intense, compliquée d'un catarrhe de vessie.

A son arrivée le 15 août, M. *Terrier* se plaignait d'une grande faiblesse, de manquer d'appétit, de digestion pénible, d'envies fréquentes d'uriner, de douleur au col de la vessie avant et après l'avoir fait, surtout la nuit, de constipation opiniâtre. Ses urines étaient blanchâtres, troubles, puantes, déposaient le quart au moins de leur volume de mucosités grisâtres, tenaces, adhérant fortement au vase de nuit. Ce fut dans cet état qu'il commença sa saison par deux verres, et en porta le nombre à douze par exercice.

Au dixième jour, son appétit revint, ses digestions furent faciles; il récupéra ses forces, et au vingtième jour toutes ses fonctions vitales étaient à leur état normal. Dès ce jour les urines perdirent leur odeur catarrhale, elles reprirent de la transparence, leur dépôt muqueux diminua, et le jour de son départ, 12 septembre, sa guérison était complète. M. *Terrier* revint à Contrexéville en 1837 et 1838, plutôt par reconnaissance que par besoin, car son état de santé ne laissait encore rien à désirer en septembre 1839.

VINGT-TROISIÈME OBSERVATION. (CATARRHE VÉSICAL.)

M. *Noël*, d'Yvoux, près Bruyères (Vosges), septuagénaire, fut envoyé aux eaux de Contrexéville par le docteur *Mougeot*, de Bruyères, pour un catarrhe vésical chronique qui existait depuis près de six mois, accompagné de douleurs dans les reins, et qu'il attribuait aux excès commis dans l'usage des boissons spiritueuses.

M. le docteur *Mougeot* m'écrit le 12 décembre 1836: « L'usage des eaux a produit chez ce malade les meilleurs effets; il n'a plus ressenti depuis un an de douleur dans les reins et la vessie; l'urine ne dépose plus ni matière puriforme, ni gravier; il s'astreint à un régime alimentaire sevère, porte de la laine sur la peau, et ne voyage plus. Sa guérison est une des plus remarquables que j'ai obtenues chez les malades que j'ai envoyés à Contrexéville. »

VINGT-QUATRIÈME OBSERVATION. (CATARRHE VÉSICAL.)

M. *Baudin* aîné, banquier à Lyon, fortement constitué, d'un tempérament sanguin, rend depuis plusieurs années des calculs urinaires de différentes grosseurs, précédés de tous les symptômes ordinaires aux calculeux : l'analyse a démontré qu'ils étaient d'acide urique pur. Pour combattre cette disposition, on lui conseilla l'usage des eaux alcalines gazeuses, les bains, les sangsues, les tisanes de chiendent, de doradiles d'Espagne, des baies d'Akéikenge, des pilules de savon, etc. Tous ces moyens n'amenèrent que peu de soulagement, ce qui le détermina à se rendre à Contrexéville, où il arriva le 10 août 1824.

Le 17, douze verres; les urines coulent facilement; douleur en urinant beaucoup diminuée, le ventre s'ouvre, selles liquides muqueuses; un bain, douche sur les reins, ce qui est continué les jours suivants; la douche détermine un travail sur le rein gauche; dans la nuit, douleur plus sensible de cette partie; il rend beaucoup de sable rouge, quelques paquets de glaires d'un blanc sale.

Le 5 septembre, augmentation de la douleur au rein gauche et entre les épaules ; malaise général, rêvasserie.

Le 6, en se couchant, douleur vive à la hauteur de la crête de l'os des îles, un peu en arrière, qui dure deux heures ; il la sent disparaître tout à coup; au même moment vive douleur le long de l'urètre, surtout au gland, besoin d'uriner; sur la fin se présente un corps étranger qui arrête le jet de l'urine ; il ne peut être expulsé ; une heure après, nouveau besoin d'uriner ; le malade rend un calcul de forme oblongue, semblable au petit coquillage appelé *pucelage*. Sa sortie fut suivie de celle d'un paquet de glaires teintes de sang.

Le 7, la douleur des reins et entre les épaules a cessé; dans l'après-midi, il éprouve un malaise à la région hypogastrique gauche, et une heure après il rend, en une seule fois, cinq graviers, dont un de la grosseur d'un grain de café moka; ce départ est encore accompagné de glaires sanguinolentes.

Le 8, les urines reprennent leur couleur naturelle, le buveur est dans un état satisfaisant; il éprouve un bien-être qu'il n'a pas ressenti depuis long-temps.

Le 10, mieux-être encore plus sensible; il quitte les eaux.

M. *Baudin* m'écrivit, le 25 janvier 1825, qu'il avait beaucoup voyagé depuis sa sortie de Contrexéville, ce qui ne lui avait pas permis de suivre un régime très-sévère; que cependant il n'avait point éprouvé de crises sérieuses; seulement, à deux ou trois reprises différentes, il avait rendu du sable en assez grande abondance sans douleur; qu'il espérait revenir aux eaux et y trouver une guérison complète. Il y revint effectivement en 1825 et 1826, continuant à jouir d'une bonne santé, et n'ayant rien éprouvé qui puisse lui faire craindre de nouveaux accidents de néphrite calculeuse.

### VINGT-CINQUIÈME OBSERVATION. (CATARRHE VÉSICAL.)

Madame *de Bonétot*, de Fontaines-Châtel, près Rouen, âgée d'environ 30 ans, ressentait, depuis cinq ans, une douleur sourde au rein gauche, qui parfois s'exaspérait, et alors elle éprouvait tous les symptômes d'une néphrite aiguë: vomissements, crampes, etc.; elle s'annonçait par des urines incolores, un malaise général, principalement vers la région supérieure de la vessie, et quand cette colique cessait, les urines prenaient quelquefois une couleur brune, ne déposant que rarement quelques pellicules muqueuses, jamais de sable au dire de la malade, ou en si petite quantité qu'il fallait un examen attentif pour s'en apercevoir.

Le traitement prescrit par son médecin de Rouen restant sans succès, madame *de Bonétot* alla consulter MM. les docteurs *Andral* et *Marjolin*, de Paris. L'un et l'autre, après un examen scrupuleux, ont trouvé tous les organes de la malade dans leur état naturel; même le rein gauche n'offrit aucune tumeur, quoiqu'en palpant on augmentât la douleur obtuse qui y existait depuis cinq ans. M. *Andral* s'exprima ainsi : « Cette maladie ne peut être pour moi qu'une névralgie ou une néphrite calculeuse. Toutefois, en ayant égard au temps très-long de l'affection, à la nature d'une douleur obtuse sur le flanc gauche, à l'amaigrissement qui a lieu, je n'admets pas l'idée d'une névralgie et j'admets l'existence d'une néphrite calculeuse, » et lui conseilla le bicarbonate de soude, les bains, douches, etc.

M. *Marjolin* croit pouvoir conclure que cette affection est une néphrite chronique, lui conseille des bains, etc.

Tous ces moyens n'ayant produit aucune amélioration à ses souffrances, madame *de Bonétot* vint prendre les eaux de Contrexéville, où elle arriva très-fatiguée, le 5 août 1837; sa douleur rénale était la même qu'avant son départ, ses urines n'offraient rien de particulier; elle était constipée.

Pendant son séjour à Contrexéville, madame *de Bonétot* a peu souffert, et en quittant Contrexéville, le 4 septembre, elle se trouvait dans un état de santé qu'elle n'avait pas éprouvé depuis cinq ans; ce mieux-être a continué à faire des progrès, car elle m'écrivait le 9 mars 1838 : « Je n'ai eu aucune douleur depuis mon départ de Contrexéville, malgré des nuits passées au bal du carnaval, etc. Je dois le rétablissement de ma santé à ces eaux. N'importe que l'affection qui m'y avait conduite soit calculeuse ou nerveuse, ce sont les eaux de Contrexéville qui m'ont guérie. » En 1849, elle n'en avait eu aucun ressentiment.

---

## TROISIÈME SÉRIE.

### CATARRHE ET AFFECTION DES ORGANES GÉNITAUX.

#### VINGT-SIXIÈME OBSERVATION.

M. *Ganivet*, négociant à Saint-Claude (Jura), d'un tempérament sanguin, dans la force de l'âge, ayant beaucoup voyagé par les voitures publiques et par toutes saisons, éprouva, sur la fin de 1827, de la difficulté d'uriner, surtout s'il ne le faisait pas de suite; plus tard, il ressentit de la douleur en urinant, avec fréquence dans les envies de le faire, et alors ses urines déposèrent des glaires en plus ou moins grande quantité, suivant son genre de vie. Peu après l'apparition de ce catarrhe, il s'aperçut qu'après s'être rasé, sa figure se couvrait d'une légère efflorescence couperosée, ce qui pouvait faire supposer chez lui un principe dartreux. Quelques jours de voyage en voiture le constipaient, et en faisant des efforts pour aller à la garde-robe, il perdait du sperme. Ce fut dans cet état qu'il arriva aux eaux de Contrexéville, le 4 juin 1829.

En arrivant, ses urines étaient pâles, louches et déposaient beaucoup de mucosités qui s'attachaient au vase de nuit; elles avaient une légère odeur ammoniacale. Il n'allait à la selle que chaque deux ou trois jours; ses digestions étaient pénibles, quoiqu'il se livrât peu à son appétit.

M. *Ganivet* commença sa saison par quatre verres, en

porta le nombre à quinze, et fit usage de bains de deux jours l'un.

Le septième jour de sa saison, la constipation cessa, et les jours suivants il avait de trois à cinq selles chaque matin.

Quand il quitta Contrexéville le 24, il urinait avec beaucoup plus de facilité; ses urines ne déposaient que très-peu de mucus léger qui n'adhérait plus au vase de nuit; elles étaient citrines, transparentes, elles avaient perdu leur odeur catarrhale, et un mois plus tard l'efflorescence du visage avait disparu. Mais il n'avait absolument rien obtenu du côté de la perte de semence en allant à la selle; ce ne fut qu'après la troisième saison, en 1831, qu'il n'en éprouva plus dans cette circonstance. Cette amélioration continuait, quoiqu'ayant beaucoup voyagé, quand il revint à Contrexéville, le 25 mai 1830, où il passa un mois : cette saison le débarrassa entièrement de son catarrhe vésical; en quittant Contrexéville, ses fonctions urinaires étaient à leur état normal. En 1831, il y passa encore un mois pour corroborer sa guérison, qui fut complète, et se maintenait en 1849.

VINGT-SEPTIÈME OBSERVATION. (MÊMES AFFECTIONS.)

Un employé des douanes, âgé de 38 ans, vint, avec et par le conseil de M. *Terrier*, prendre les eaux de Contrexéville en 1837, pour un catarrhe vésical qui datait de deux ans. Il en attribuait la cause à de grandes fatigues, etc.; en outre, il rendait dans le coït du sang très-vermeil mêlé au sperme, avec douleur à la racine de la verge au moment de l'éjaculation, ce qui avait précédé de plusieurs années l'apparition du catarrhe. Il était marié et sans enfant. Dans sa jeunesse il avait eu une gonorrhée.

Après quinze jours de boissons, ses urines perdirent leur

odeur catarrhale; elles devinrent transparentes, et après ving-cinq jours le catarrhe avait disparu. Il quitta Contrexéville le 4 août, jouissant d'une bonne santé. En septembre 1838, il m'écrivit : « Je continue à me bien porter ; mes urines sont comme à vingt-cinq ans ; je ne rends plus de sang dans le coït ; en un mot, je jouis d'une santé parfaite. C'est aux eaux de Contrexéville que je suis redevable de cette double guérison. »

---

## QUATRIÈME SÉRIE.

### CALCUL URINAIRE CAUSÉ PAR UN CORPS ÉTRANGER.

#### VINGT-HUITIÈME OBSERVATION.

M. le maréchal-de-camp baron *de Montgardé*, bien constitué, reçut, en 1809, à la bataille de Wagram, une balle qui lui traversa le bassin, au-dessus de l'articulation de la cuisse droite, et ayant sa sortie à la racine de la verge du côté opposé, de manière qu'elle a traversé la vessie dans une partie de sa largeur, et lésé les nerfs cruraux. Cette plaie fut longue à se guérir à cause des divers accidents qui se succédèrent. A la suite de cette blessure il éprouvait fréquemment, surtout après l'exercice du cheval, des douleurs nerveuses et des convulsions tétaniques dans la cuisse et la jambe droites. Ces accidents étaient accompagnés ou suivis d'une irritation inflammatoire de la vessie et de pissement de sang, sur lesquels les changements brusques de l'atmosphère avaient une grande influence.

Le général fut envoyé aux eaux de Contrexéville, où il arriva le 31 juillet 1821.

Il commença par trois verres et prit un bain.

Le cinquième jour, sept verres, bain sulfureux, douche sur la région des reins. Il rend avec ses urines des matières muqueuses, quelquefois en paquet, d'autres fois sous forme de pellicules plus ou moins larges, accompagnées de sable rouge. Souvent ce sable, attaché aux glaires, occasionne en passant par le canal de l'urètre des douleurs assez vives ; quelquefois les glaires sont teintes de sang, d'autres fois le sang est assez abondant pour teindre même les urines. Le ventre s'ouvre ; il a chaque matin plusieurs selles muqueuses.

Le 15, quinze verres ; urines chargées de moins de mucus et de sable concret ; mais, par le refroidissement, les urines déposent au fond du vase de nuit une couche épaisse, dure et adhérente de sable roux.

Le 18, douleur vive à la vessie, mouvement tétanique de la cuisse, envies d'uriner très-fréquentes ; chaque fois que le malade urine, il sent quelque chose qui se présente au col de la vessie, et qui parfois interrompt le jet de l'urine et détermine des douleurs très-aiguës à l'extrémité du gland ; les glaires deviennent très-abondantes ; il rend beaucoup de sable en pellicules assez larges et assez dures pour blesser le canal de l'urètre. On ajoute au traitement quelques tasses de boissons mucilagineuses et une douche ascendante.

Cet état dura jusque dans la nuit du 21 au 22, qu'il rendit un morceau de drap rouge, roulé sur lui-même et enduit d'une couche assez épaisse d'acide urique. Ce morceau de drap déroulé avait la forme et la grandeur de l'ongle du doigt médius d'un adulte. Ce drap séjournait, sans aucun doute, dans sa vessie depuis la blessure reçue en 1809 [1].

---

[1] Le général était à cette époque officier d'état-major du prince Berthier, et portait le pantalon garance.

Quelques heures après sa sortie, les douleurs diminuèrent, et dans la soirée se calmèrent tout à fait. Cette nuit il dormit pour la première fois depuis l'accès tétanique.

Les jours suivants et jusqu'à son départ, le 27 août, quoiqu'il ait continué à rendre chaque jour plus ou moins de sable très-fin, il ne rendit plus de glaires et ne ressentit aucune douleur.

Depuis le mouvement tétanique de la cuisse et de la jambe droite, arrivé le 19 août 1821, jusqu'à son retour à Contrexéville, le 3 juillet 1822, il n'a éprouvé que deux accès tétaniques, tandis qu'avant l'usage des eaux, ils se renouvelaient plusieurs fois par mois.

En 1822, les eaux lui ont fait rendre, pendant les douze premiers jours de leur usage, beaucoup de glaires et de sang, toujours accompagnés de douleurs plus ou moins vives, tant au col de la vessie qu'à l'extrémité du gland. Vers le seizième jour, les urines sont devenues claires; les glaires, le sable et les douleurs ont disparu. Il a quitté les eaux, le 3 août, bien portant, et depuis cette cure ne s'est pas démentie. Ses circonstances extraordinaires l'ont rendue célèbre dans les annales de Contrexéville, et toutes les personnes qui étaient aux eaux, en 1821, en ont gardé le souvenir.

---

## CINQUIÈME SÉRIE.

### AFFECTION GOUTTEUSE.

#### VINGT-NEUVIÈME OBSERVATION. ( GOUTTE. )

M. le chevalier *de M.*, se livrant avec passion à l'exercice de la chasse, avait toujours joui d'une parfaite santé, si ce n'est qu'il était sujet à des accès de goutte articulaire, qui le prenaient au printemps. Le premier accès eut lieu en 1795; le troisième en 1799, il dura six semaines. Cette année il prit les eaux de Contrexéville, où, après un mois de séjour, un engourdissement qui lui était resté au côté droit disparut. Il eut encore un accès au printemps de 1800, ce qui l'engagea à revenir aux eaux les années suivantes jusqu'en 1809. Depuis, il a constamment évité la goutte, quoique se livrant à la vie active de chasseur.

Dans le cours de ses exercices, les eaux déterminaient des évacuations alvines, nombreuses, de matières liquides très-muqueuses, et un flux d'urines mousseuses déposant beaucoup de sédiment. On remarqua aussi que les articulations qui avaient été le siége de ses douleurs se chargeaient la nuit d'une transpiration plus abondante que le reste du corps, et qui colorait légèrement en rouge le sirop de violette. ( *Docteur Thouvenel.* )

#### TRENTIÈME OBSERVATION. ( GOUTTE. )

M. le baron *Demetz*, magistrat de la cour royale de Nancy, avait avant 1808 essuyé diverses attaques de goutte articulaire qu'il attribuait à un flux hémorrhoïdal supprimé. Il vint boire les eaux de Contrexéville; elles lui occasionnèrent des déjections alvines copieuses, firent reparaître son flux hémorroïdal, et depuis il n'a ressenti aucune atteinte de cette fâcheuse maladie. Chaque année il revenait à Contrexéville y boire les eaux, en obtenait le même résultat, et le reste de l'année il jouissait d'une bonne santé.

TRENTE-UNIÈME OBSERVATION. (GOUTTE.)

M. *Vallée*, conseiller à la cour de cassation, avait eu quelques légers accès de goutte articulaire sur les doigts des pieds et des mains. Au commencement de 1817, il eut un accès assez violent, qui disparut après quelques jours. Dès lors il ressentit de la douleur au larynx avec gêne en respirant; faisant un rapport verbal un peu long à sa compagnie, la voix lui manqua; cette aphonie lui dura plusieurs mois et ne cessa que quand de nouvelles douleurs reparurent aux doigts. Cette aphonie revint au printemps de 1820 avec les mêmes symptômes, ce qui fit présumer que cette extinction de voix était due à la goutte. Alors on lui conseilla les eaux de Contrexéville.

Il vint les boire en 1820; elles agirent chez lui comme chez les autres goutteux : il eut des évacuations alvines très-considérables et des sueurs abondantes sur la poitrine et le cou. La gêne qu'il ressentait en respirant disparut, et la douleur au larynx se reporta sur le gros orteil du pied droit qui devint douloureux. Dès lors l'enrouement qu'il avait depuis cinq à six mois cessa, et il recouvra la voix. La goutte, après quelques jours de fixité sur le gros orteil, disparut. Il quitta les eaux dans un état de santé satisfaisant; il y revint en 1821, 1822, 1823, pour éviter de nouvelles attaques de cette maladie, et obtint ce qu'il désirait. Il n'en avait eu aucun ressentiment quand il y revint en 1826.

TRENTE-DEUXIÈME OBSERVATION. ( GOUTTE. )

M. *Falatieux*, propriétaire des forges à Bains, eut un premier accès de goutte articulaire au pied droit, au printemps de 1821, qui lui laissa de la gêne dans la marche, ce qui le décida à venir cette année boire les eaux de Contrexéville; elles le purgèrent beaucoup, etc. La gêne qu'il éprouvait en marchant se dissipa, etc.; et en 1836, il n'avait eu aucun ressentiment de goutte.

TRENTE-TROISIÈME OBSERVATION. ( GOUTTE. )

M. *de Comeau*, de Saint-Dié, fortement constitué, vint en 1833 à Contrexéville, pour un engourdissement des pieds, suite d'un accès de goutte assez violent qui le faisait beaucoup souffrir en marchant, surtout sur un terrain inégal; il était aussi sujet à des maux de tête qu'il attribuait à la goutte. Pendant la saison qu'il passa à Contrexéville, les eaux le purgèrent beaucoup. Après quinze jours de leur usage, l'engourdissement se dissipa, la marche devint facile, et en quittant les eaux, le 1er août, il se trouvait d'une légèreté qu'il n'avait pas éprouvée depuis longtemps. Chaque année, M. *de Comeau* vient prendre les eaux, pendant quinze à vingt jours, et depuis il n'eut que de très-légers ressentiments de goutte aux pieds, qui ne l'empêchèrent pas de marcher, avec la seule précaution de porter de larges chaussures. Juillet 1838.

TRENTE-QUATRIÈME OBSERVATION. ( GOUTTE. )

M. *Petit-Didier*, de Saint-Dié, ayant beaucoup d'embonpoint, avait eu plusieurs accès de goutte articulaire, qui sévissaient principalement sur les pieds : aussi étaient-ils déformés par des tophus sur presque toutes les articulations des orteils; à peine pouvait-il faire quelques pas avec le secours d'un bras, lorsqu'il arriva à Contrexéville, le 9 juillet 1834.

Il but jusqu'à dix-huit verres d'eau chaque matin, et cinq à six entre son déjeûner et son dîner. Elles le purgèrent de huit à dix fois par exercice; ses urines copieuses, mousseuses, déposaient une matière qui, desséchée, avait une odeur de phosphore. Le traitement fut secondé par des douches sur les pieds. Au dixième jour de sa saison, il marchait seul, et au quinzième, avec toute la facilité possible. Alors il se livra (après avoir bu scrupuleusement ses dix-huit verres d'eau) à sa passion favorite pour les boissons alcooliques, bière, vin, eau-de-vie, quelquefois même jusqu'à s'enivrer; malgré cette insobriété, il quitta Contrexéville le 9 août, bien portant, pouvant faire ses quatre lieues à pied. Il en avait fait l'essai les jours précédents; il continua à jouir de cette facilité à marcher jusqu'à sa mort.

### TRENTE-CINQUIÈME OBSERVATION. (GOUTTE.)

M. *Humbert*, de Mont-sur-Sceaux, âgé de soixante-huit ans, d'une forte complexion, avait essuyé plusieurs accès de goutte articulaire, à la suite desquels il lui était resté des nodosités aux articulations des doigts des mains, qui, sans gêner les mouvements, les rendaient difformes.

Après un accès de goutte assez fort, au printemps de 1822, il ressentait constamment une douleur aux reins qui le fatiguait beaucoup; on la crut déterminée par des graviers stagnants dans ces organes; c'est pourquoi on lui conseilla les eaux de Contrexéville, où il arriva le 20 juin 1822.

Il y fit une saison de vingt-un jours, pendant laquelle les

eaux dissipèrent, dès le dixième jour, les douleurs des reins sans que les urines entraînassent avec elles ni sable, ni graviers, ni mucosités. Elles conservèrent leur état naturel pendant tout le temps qu'il but les eaux. Il s'en retourna chez lui bien portant, et depuis n'a eu ni accès de goutte, ni coliques néphrétiques; avec la précaution de venir tous les ans les boire à la source, il continuait à se bien porter en les quittant en 1828.

TRENTE-SIXIÈME OBSERVATION. (GOUTTE.)

M. *Lebon*, officier de cuirassiers, né d'un père goutteux, eut, au printemps de 1844, un second accès de goutte articulaire, qui, comme le premier, se manifesta au gros orteil gauche, envahit le coup-de-pied et l'articulation tibio-tarsienne de ce côté. A la suite il lui est resté un gonflement avec engourdissement du gros orteil et du coude-pied, qui devenait douloureux au moindre mouvement, surtout par la marche sur un terrain inégal, qui résistait à tous les moyens mis en usage pour le guérir, ce qui le décida à venir prendre les eaux de Contrexéville en juillet 1844. Lors de son arrivée le gonflement était considérable, sensible à la pression; ses urines étaient louches, très-colorées et déposant un sédiment briqueté assez considérable. Du reste, il jouissait d'une bonne santé.

Au septième jour, les eaux le purgèrent plusieurs fois par exercice; le sédiment briqueté des urines disparut, elles reprirent une couleur citrine, et dès ce moment son pied désenfla; et en quittant Contrexéville, il ne lui restait qu'un léger engourdissement, il marchait sans éprouver de douleurs.

M. *Lebon* n'eut aucun ressentiment de goutte l'hiver

suivant ; seulement, ayant été heurté par son cheval, son doigt indicateur fut repoussé, et il en résulta une contusion qui est restée douloureuse, avec engorgement qui durait encore quand il revint prendre les eaux pour la seconde fois en 1845. Il quitta le 11 août ; son doigt avait repris sa flexibilité, et en 1851 il n'avait eu aucun ressentiment de goutte.

TRENTE-SEPTIÈME OBSERVATION. (GOUTTE.)

M. *de Sampigny*, d'Esly (Haute-Saône), âgé de 45 ans, fortement constitué, s'aperçut, en 1848, que ses urines charriaient ; comme il ne souffrait pas, il n'y fit aucune attention. Plus tard, il fut prit d'un accès de goutte, qui se fixa principalement sur les extrémités inférieures. A sa suite il éprouva de la douleur au pied gauche en marchant ; il en attribuait la cause à la goutte qui si était longtemps fixée ; ce qui le détermina à venir prendre les eaux de Contrexéville à la source, en 1849. Il y passa une saison ; ses urines abondantes s'éclaircirent ; le douzième jour il eut plusieurs selles par exercice, et dès lors la marche fut plus facile et moins douloureuse. Ce bien-être fit des progrès, et peu après avoir quitté Contrexéville, la douleur disparut. Quand M. *de Sampigny* y revint en 1850, la marche était naturelle, et il n'avait eu aucun ressentiment de goutte ni de gravelle.

TRENTE-HUITIÈME OBSERVATION. (GOUTTE.)

M. *de Bellavène*, de Verdun, guéri en 1837 d'une gravelle rouge (héréditaire dans sa famille), par les eaux de Contrexéville, y revint en 1850, pour des douleurs goutteuses au genou et à la jambe. L'action purgative des eaux l'a débarrassé de ses souffrances, et pendant toute sa saison ses urines sont restées normales.

## SIXIÈME SÉRIE.

### TRENTE-NEUVIÈME OBSERVATION. (GRAVELLE ET GOUTTE.)

M. *Pothier*, ancien commissaire des guerres, habitant Paris, bien constitué, est sujet à la goutte et à la gravelle. Pendant l'hiver de 1826 à 1827, il eut un accès de goutte qui le força à garder le lit pendant deux mois. A la suite de cet accès, il essuya une colique néphrétique, le 12 juin 1827, qui, après vingt-quatre heures de souffrance ordinaire au genre de la maladie, cessa par la chute d'un calcul dans la vesise. Ne l'ayant pas encore rendu un mois après, il vint à Contrexéville.

Il commença les eaux par trois verres; le 20 et le 21 il en but huit; ce jour, pesanteur à l'aine gauche et légère douleur dans le canal de l'urètre du même côté : un bain entier le matin, bain de siége le soir.

Le 27, douze verres; même état que les jours précédents. Après ces eaux un bain dans lequel il rend, sans beaucoup de douleur, un gravier de la forme d'un gros haricot, convexe sur trois faces, et concave sur une; dès ce moment la pesanteur de l'aine a cessé, mais la douleur du canal a persisté jusqu'au 30; il continue de boire les eaux et de prendre des bains jusqu'au 8 août. Le lendemain il quitte Contrexéville, guéri de ses deux maladies.

### QUARANTIÈME OBSERVATION. (GRAVELLE ET GOUTTE.)

M. *Lippman* l'aîné, négociant à Besançon, d'une très-forte constitution, était affecté de gravelle depuis 1814, et rendait très-souvent des graviers de diverses formes; un entre autres s'étant arrêté dans la fosse naviculaire, nécessita la dilatation par incision pour pouvoir être extrait; tous les moyens qu'il employa pour se guérir furent infructueux; les eaux de Luxeuil, dont il fit usage pendant plusieurs années, furent aussi sans succès, ce qui le détermina à prendre celles de Contrexéville, où il arriva le 7 juin 1819.

Il se plaignait d'une douleur sourde à la région du rein gauche, d'envies fréquentes d'uriner, d'un prurit incommode à l'extrémité du gland après avoir uriné; ses urines étaient foncées en couleur, elles avaient une odeur acide bien marquée, du reste il jouissait d'une bonne santé.

Le lendemain de son arrivée il but trois verres d'eau, et augmenta de manière à en boire de vingt à vingt-cinq au douzième jour de sa saison; à l'usage intérieur des eaux, on joignit celui des bains entiers.

Dès le cinquième jour de son arrivée à Contrexéville, il rendait, chaque fois qu'il urinait, pendant son exercice du matin, plusieurs graviers, quelquefois cinq et même sept en une seule fois, de sorte qu'il en rendit, dans les vingt premiers jours, plus de cinq cents : ces graviers étaient de différentes formes, et variaient, en grosseur, d'un grain de navette à un noyau de cerise; ils étaient composés d'acide urique, coloré par l'urée. Il quitta les eaux le 11 juillet, laissant à Contrexéville toutes les infirmités qu'il y avait apportées.

Ayant éprouvé une légère attaque de goutte pendant l'hiver de 1822 à 1823, il est venu cette dernière année aux eaux, espérant en obtenir le même succès que pour la gravelle, dont il n'a aucun ressentiment depuis 1819. Son espoir n'a pas été trompé, et chaque année il vient à Contrexéville, pour puiser à la source de nouvelles armes contre ces fâcheuses maladies.

QUARANTE-UNIÈME OBSERVATION. (GRAVELLE ET GOUTTE.)

M. *Truchy*, ancien négociant, âgé de soixante ans, menait une vie très-active, passait une partie des jours et des nuits, soit à cheval, soit sur des bateaux. A 45 ans, il ressentit pour la première fois des douleurs de néphrite, suivies de l'émission de graviers. A cette affection se joignit la goutte, qui d'abord fut vague et de peu de durée. L'année suivante il eut un accès fort long, qui se fixa sur les articulations des deux pieds : bientôt des tophus s'y manifestèrent, de manière qne le malade ne marchait qu'avec le secours d'un bras et d'un bâton ; depuis près de deux ans il n'était jamais sans douleurs : c'est ainsi qu'il arriva à Contrexéville, en 1814. Il se plaignait en outre de défaut d'appétit, de digestions pénibles, et d'une constipation fatigante.

Le sixième jour de la saison, les urines devinrent plus claires; il eut plusieurs selles liquides; la peau qui était sèche s'humecta, une transpiration assez forte se manifesta principalement sur les membres abdominaux; elle avait une odeur aigre bien marquée, l'appétit était meilleur, les digestions plus faciles.

Le quinzième jour de son arrivée aux eaux, il put marcher seul et même monter des escaliers; depuis cet instant son état s'est de plus en plus amélioré, et lorsqu'il est revenu aux eaux, en 1815, il était dans un état très-satisfaisant, pouvant se promener pendant plusieurs heures sans fatigue; il n'avait eu qu'un léger accès de goutte, qui ne l'avait nullement empêché de vaquer à ses occupations. En 1816, 1817, 1818, 1819 et 1820, il revint aux eaux, continuant d'aller de mieux en mieux.

QUARANTE-DEUXIÈME OBSERVATION. (GRAVELLE ET GOUTTE.)

M. le colonel *Brosset*, en retraite, résidant à Metz, âgé de 55 ans, essuya pour la première fois, à 40 ans, un accès de goutte articulaire fixé sur les pieds, qui lui dura plusieurs mois, et le força à garder le lit; les années suivantes, l'accès revint, et durait de trois, quatre à cinq mois, débutant par les pieds, gagnant les genoux, les hanches, passant aux mains, aux coudes, revenant aux pieds quand la rémission voulait avoir lieu; les douleurs, qui étaient des plus vives, lui ôtaient le sommeil. A la suite de ces accès, il lui était resté une roideur avec gonflement dans les autres articulations des pieds et des genoux. A chaque accès de goutte, se joignait, pour compléter la somme de ses souffrances, une et quelquefois deux crises de néphrite calculeuse.

M. le colonel, qui raconte sa maladie, est venu pour la première fois en 1826, à Contrexéville, pour y boire les eaux, qui lui ont fait éprouver, cette même année, une amélioration, un soulagement tellement sensible dans ses deux cruelles maladies, qu'il en est autant étonné que satisfait; on le concevra sans doute lorsqu'on saura que depuis qu'il a fait usage de ces eaux, il n'a pas eu d'attaque de goutte; car on ne peut donner cette qualification à des douleurs légères, qui se bornent à un des pieds, et qui ne durent que cinq à six jours, sans l'obliger à garder le lit. Revenu à Contrexéville en 1834, il n'avait eu que deux de ces indispositions. Les douleurs de reins ont totalement disparu. Il n'a plus d'accès de néphrite.

QUARANTE-TROISIÈME OBSERV. (GRAVELLE ET GOUTTE.)

M. le comte *d'Hautefort*, officier des gardes du corps, âgé de 34 ans, né d'un père goutteux, avait craché le sang. Cette hémoptysie céda à un régime approprié, et quelque temps après il ressentit une première attaque de goutte : elle se fixa sur les articulations des pieds et des genoux ; chaque accès était assez long. Dans les premiers mois de 1820, il rendait des urines troubles, assez souvent du sable. Ces symptômes n'étant que faibles, il y fit peu d'attention; mais ils firent des progrès pendant l'hiver de 1820 à 1821, et sur la fin il éprouvait une pesanteur au périnée, douleur au rein, douleur au bout du gland après avoir uriné, urines troubles, puantes; en urinant, souvent le jet était interrompu, et ne recommençait qu'après avoir fait un mouvement. Un des plus célèbres chirurgiens de la capitale lui conseilla de se faire sonder, attendu qu'il éprouvait tous les signes rationnels d'un calculeux. Un de ses amis, qui s'était trouvé à peu près dans le même cas, lui conseilla, avant de se faire sonder, d'aller boire les eaux de Contrexéville; il y arriva le 23 juin 1821. Le voyage le fatigua beaucoup, il souffrait en urinant, rendait avec ses urines du sable et des glaires; les urines étaient troubles et avaient une odeur très-désagréable.

Le 4 juillet, douze verres; le jet de l'urine est souvent interrompu par quelque chose qui veut s'engager dans le canal de l'urètre. Dans la soirée, il rend un gravier assez gros.

Le 10, après avoir monté un côteau assez élevé, il ressent un pressant besoin d'uriner; le jet est interrompu momentanément par un corps dur qui s'engage dans le canal de l'urètre, lui occasionne en le franchissant une douleur telle qu'il se trouve mal, ce qui l'empêche de le recueillir;

l'urine qui suivit cette expulsion était sanguinolente. Elle resta de même une partie de la journée du lendemain, ainsi que la douleur en urinant, qui ne céda qu'aux bains et aux boissons douces.

Le 13, quinze verres; les urines deviennent claires, elles perdent leur ardeur, déposent peu de sable. Le buveur se trouve bien les jours suivants, le bien-être fait des progrès; il quitte les eaux, le 23 juillet, délivré de tous les symptômes de l'affection calculeuse qu'il y avait apportée.

Il y revint en 1822, n'ayant ressenti depuis son départ en 1821, que quelques légères douleurs à la vessie, occasionnées par des écarts de régime, que des boissons douces et un régime plus approprié faisaient disparaître.

Cet état de santé parfait se soutint jusqu'en 1824. En mars, après un voyage pendant un temps froid et humide, il fut pris d'un accès de goutte au pied gauche qui lui dura longtemps. Arrivé aux eaux, il avait un gonflement assez saillant au pourtour de l'articulation du gros orteil gauche; ses urines répandaient une odeur désagréable, surtout celle de nuit.

L'usage des eaux fit disparaître les glaires et l'odeur de l'urine, et entraîna beaucoup de sable rouge très-dur, qui disparut au dix-septième jour. En quittant les eaux, il ne sentait plus de douleur ni dans la vessie ni dans la verge; comme aussi celle de l'orteil avait cédé vers le quinzième jour de la saison, après avoir fait usage de bains et de douches : il n'existait plus de gonflement et la marche était facile.

QUARANTE-QUATRIÈME OBSERV. (GRAVELLE ET GOUTTE.)

M. le lieutenant-général *baron de Cazan*, éprouvait depuis 1821 des douleurs de reins, des coliques néphrétiques, enfin tous les symptômes de la gravelle, qui se confirmèrent par la fréquente émission de graviers, dont quelques-uns fort gros. Il éprouva pour la première fois, en 1834, un accès de goutte. Depuis ils succédaient régulièrement aux accès de gravelle, et duraient de vingt-cinq à trente jours. Le dernier laissa un engourdissement qui subsistait encore quand le général vint à Contrexéville, le 3 août 1843, sur l'avis de M. le docteur *Barth*. Depuis lors il n'a plus eu d'accès de goutte ni de gravelle. Il est revenu chaque année aux eaux pour corroborer, disait-il, sa guérison. Pendant les huit ou dix premiers jours, ses urines déposaient du sable roux. Il avait au printemps quelques prodromes de goutte, mais qui ne l'ont point empêché de monter à cheval et de marcher. Ce bien-être se soutenait quand il revint en 1848, malgré les peines morales qu'il avait éprouvées; mais il fut à Paris l'une des victimes du choléra.

QUARANTE-CINQUIÈME OBSERV. (GRAVELLE ET GOUTTE.)

M. le colonel *Matthieu*, de Strasbourg, vint pour la seconde fois aux eaux de Contrexéville, en 1827, pour une affection goutteuse compliquée de gravelle. Depuis sa sortie des eaux, en 1827, jusqu'à son arrivée en 1828, il s'était bien porté, à l'exception d'un léger accès de goutte en mars, qui ne l'empêcha pas de vaquer à ses occupations et de se promener dans son appartement, tandis que les années précédentes la goutte le retenait plusieurs semaines au lit, avec des douleurs des plus aiguës, et chaque accès était suivi d'attaque de néphrite calculeuse; il n'avait eu aucun ressentiment de gravelle.

Le 19 juillet, après son dernier verre, il éprouva un malaise général, avec douleur sourde au rein droit.

Le 25, il rend facilement, pendant son exercice du matin, un gravier ayant la forme d'un haricot, pesant sept grains. Cette sortie a été suivie d'écoulement d'un peu de sang.

Le 30, la douleur a cessé, il marche facilement et va boire à la fontaine. Le premier août, se trouvant dans son état normal, il quitte les eaux.

QUARANTE-SIXIÈME OBSERV. (GRAVELLE ET GOUTTE.)

M. *Deschamps*, âgé de 68 ans, ancien militaire à Paris, né d'un père goutteux, en arrivant à Contrexéville, me raconta qu'il avait ressenti des douleurs vagues de goutte dès l'âge de 22 ans, tantôt sur les articulations des pieds, tantôt entre les épaules; qu'en 1822, il avait eu une première attaque de goutte régulière sur le pied droit, qui le retint trois semaines au lit; que depuis, il en avait eu d'autres, mais moins douloureuses. De ce moment ses urines ont déposé des mucosités et du sable.

En octobre 1827, il commença à ressentir des douleurs dans le canal de l'urètre, au rein et à l'aine; fièvre, frissons, envies de vomir, etc.; ses urines furent colorées par du sang, il en rendait des caillots avec du sable.

Les moyens curatifs conseillés restant sans succès, il vint à Contrexéville, le 12 juin 1829; ses urines étaient troubles, puantes, déposant des mucosités grisâtres tenaces, et du sable gris; ses digestions pénibles, avec éructations, etc.; peu d'appétit et de sommeil.

Les eaux de Contrexéville ont guéri ce buveur de ses maux; son catarrhe vésical le tourmentait depuis plus de six ans.

QUARANTE-SEPTIÈME OBSERV. (GRAVELLE ET DARTRES.)

M. *de Baobreau*, de Paris, fut envoyé aux eaux de Contrexéville par M. le professeur *Chomel*, pour les motifs suivants : « Il existe, écrit-il, plusieurs dispositions morbides qui doi» vent toutes être prises en considération dans le traitement » qu'on opposera à chacune d'elles. M. *de Baobreau* a rendu » des graviers formés d'acide urique ; il porte depuis long» temps, à la cuisse, une éruption herpétique ; il a été atteint » l'année dernière d'une névralgie, qui a commencé par le » nerf sciatique, et a cédé à des applications de sangsues, » à l'usage des bains simples, puis sulfureux, etc. ; des gra» viers ont encore été rendus récemment. La névralgie et » l'éruption hérpétique peuvent se rattacher à une même » cause ; les graviers en reconnaissent probablement une » particulière, dans le régime tout animal que M. *de Baobreau* » a observé l'année dernière, pendant l'épidémie cholérique, » dans le but de s'en préserver (4 mai 1833). » Le 21 du même mois, il ajoute : « que les vives douleurs que M. *de* » *Baobreau* ressent aux reins dépendent très-certainement de » la présence de quelques graviers dans les conduits qui » portent l'urine des reins dans la vessie, etc. Je ne puis » trop vous engager à commencer immédiatement votre trai» tement par les eaux de Contrexéville transportées, etc., » en attendant que vous puissiez aller les boire à la source » même, afin de combattre l'ennemi qui pourrait faire le plus » de mal. » — Arrivé à Contrexéville, le 3 juillet 1833, il accusait une douleur sourde à la région des reins et suivant la direction des uretères, et parfois au canal de l'urètre après avoir uriné.

Pendant les dix premiers jours de sa saison, il charria du

sable avec quelques mucosités jaunâtres en suspension dans ses urines ; quoiqu'il eût rendu du sable assez gros et que les eaux l'eussent beaucoup purgé, il l'émit sans douleur. Il quitta Contrexéville le 26, dans un état de parfaite santé, qui se maintenait encore en 1839.

QUARANTE-HUITIÈME OBSERVAT. (GRAVELLE ET DARTRES.)

M. *Rénouard*, officier en retraite à Thionville, fortement constitué, vint en 1839 prendre les eaux de Contrexéville, pour les motifs suivants: il avait eu, en 1822, une première colique néphrétique, suivie de l'émission d'un gravier d'acide urique, de la forme et de la grosseur d'un pois, à surface raboteuse, et, depuis, sept à huit autres coliques plus ou moins douloureuses, toutes suivies de l'émission de graviers. Depuis sa première colique, ses urines charriaient du sable et parfois des mucosités ; il éprouvait très-souvent des douleurs vagues, comme rhumatismales, sur les articulations des membres inférieurs, le plus souvent à la région des reins, ce qui le gênait dans la marche. On remarquait sur les sourcils, sous le nez, entre les cuisses et sur d'autres parties du corps une desquamation de l'épiderme, d'un aspect dartreux, parfois un prurit fatigant, etc. ; quant aux autres fonctions elles étaient normales.

M. *Rénouard* arriva à Contrexéville le 12 juillet, où il séjourna jusqu'au 10 août. Il commença sa saison par trois verres, et augmenta jusqu'à quinze et dix-huit par exercice, prit des bains sulfureux factices, etc., et en partant il se trouvait dans un état qu'il était loin d'espérer en y arrivant. Il y revint en 1840, ses urines ayant parfois déposé quelques flocons muqueux ; mais lorsqu'il y revint pour la troisième fois, en 1841, c'était par reconnaissance ; car depuis son départ en 1840, sa santé ne lui laissait rien à désirer en 1849 : ce qui m'a été assuré par M. *Limbourg*, curé de Thionville, qui, lui-même, n'a eu qu'à se louer de ces eaux.

49e OBSERV. (GRAVELLE ET CRACHEMENT DE SANG.)

M. le comte *de Breteuil*, pair de France, qui avait rendu quelques graviers avant 1820, vint cette année boire les eaux de Contrexéville, et depuis ses urines n'ont rien charrié.

En 1835, après des veilles fatigantes et la perte de son épouse, il eut une fluxion de poitrine, qui l'affaiblit beaucoup, et, un mois après, un vomissement de sang considérable; depuis il l'a craché en plus ou moins grande abondance, seulement le matin en toussant; outre cet état de souffrance, reparurent encore ses douleurs de reins, ce qui le détermina à venir de nouveau prendre les eaux de Contrexéville, en 1836. Il était d'une grande débilité, avait de la difficulté de respirer, perte de l'appétit, du sommeil, digestion lente, pénible. La moindre promenade le fatiguait beaucoup; douleurs plus ou moins vives à la région du rein gauche, urines foncées sans dépôt, crachats du matin plus ou moins teints de sang.

Le 10, douze verres; l'hémoptysie cesse, la douleur du côté est notablement diminuée, la respiration est plus aisée, l'appétit revient, les digestions sont plus faciles, le sommeil est meilleur, les forces locomotrices renaissent.

En quittant Contrexéville, le 25, il y avait laissé toutes ses souffrances. Cet état de santé se maintint jusqu'à la fin de février, où il fut pris d'une grippe très-violente, et quand elle céda, le crachement de sang reparut comme avant l'usage des eaux en 1836, ce qui le décida à y revenir en 1837. Peu de jours après, tout rentra dans l'ordre, et depuis, chaque année, il vient passer une saison à Contrexéville, se louant toujours des eaux qui lui ont rendu la santé, bien-être qui se maintenait lors de son séjour en 1850.

50e OBSERV. (GRAVELLE ET CRACHEMENT DE SANG.)

Une sœur d'école, de Verdun, âgée de 26 ans, d'un tempérament lymphatico-nerveux, née d'un père goutteux et graveleux, rendait, depuis plusieurs années, du sable rouge et des mucosités avec ses urines; leur apparition avait été précédée de douleurs sourdes à la région des reins et entre les épaules (cette dernière existe chez bien des graveleux; ici doit-on l'attribuer à l'hémoptysie? je ne le pense pas, car elle a cédé quand le sable a disparu des urines), qui devenaient plus vives à l'approche des règles, régulières, mais peu abondantes et suivies d'un écoulement leucorrhoïque plus ou moins long.

Depuis deux ans, chaque matin, en s'éveillant, elle crachait du sang assez vermeil, pur d'abord, puis mêlé à du mucus qui contenait parfois une matière crayeuse, jaunâtre, assez dure, d'une odeur désagréable quand on l'écrasait; elle avait peu d'appétit; ses digestions étaient lentes et parfois difficiles. Ce fut dans cet état qu'elle vint à Contrexéville en 1854, où elle resta vingt-huit jours.

Elle commença sa saison, le 18 juin, par deux verres coupés avec un tiers de lait, et, après cinq jours, elle en ajoutait seulement au premier. Les eaux passent bien; elles n'irritent ni l'estomac ni les poumons.

Le 12 juillet, crachats moins rouillés; ses urines ne déposent plus ni sable ni mucus; la douleur des reins a disparu; elle a assez d'appétit et digère plus facilement.

Le 15, en quittant Contrexéville, ses crachats étaient à peine rouillés, ses urines sans dépôt; ce bien-être fit des progrès, et un mois après les crachats étaient naturels.

Le 1er juillet 1835, elle m'écrivait, que parfois elle voyait encore un peu de sable dans ses urines, mais sans douleurs; qu'elle continuait à être bien réglée, et que sa santé était assez bonne pour ne pas revenir cette année à Contrexéville, comme elle en avait formé le projet; ce qui se maintenait en 1849.

---

## HUITIÈME SÉRIE.

### HÉMATURIE COMPLIQUÉE.

#### 51e OBSERVATION. (GRAVELLE AVEC HÉMATURIE.)

M. *Maire*, de Lunéville, dans la force de l'âge, fortement constitué, ressentait par la marche ou la fatigue, de la douleur à la région du rein droit, qui se propageait le long de son uretère jusqu'à la vessie. Alors ses urines devenaient sanguinolentes, etc. Le repos, des boissons douces, des bains, la diète faisaient tout rentrer dans l'ordre, pour reparaître après de nouvelles fatigues ou un écart de régime; cette affection datait d'une année, quand il arriva à Contrexéville, le 25 août 1836. Il y passa ving-cinq jours, commença sa saison par trois verres, en porta le nombre à quatorze par exercice, ce qui fut secondé par des bains. Pendant sa saison, il rendit beaucoup de sable rouge plus ou moins gros, quelques petits graviers qu'il sentait descendre du rein droit dans la vessie, passage qui parfois était douloureux. Après une marche forcée, ou s'être fait cahoter sur une voiture seulement, il rendait du sang, ce qui eut encore lieu en retournant chez lui, mais avec moins d'intensité qu'avant d'avoir bu les eaux. Là il s'est astreint au régime qui convient aux graveleux, et continua l'usage des eaux de Contrexéville. Après deux mois, le sable disparut de ses urines, elles redevinrent citrines et ne furent plus colorées par le sang, quoiqu'il se livrât à la marche ou à des fatigues. Cette guérison datait de dix mois quand il revint aux eaux en 1837. Pendant cette saison, ses urines restèrent constamment limpides et citrines, et charrièrent rarement du sable rouge très-fin, quoiqu'il se livrât à son appétit, sans choix d'aliments, et à toutes espèces de fatigues. Cette guérison se maintenait encore en 1838.

52e OBSERVATION. (CATARRHE ET HÉMATURIE.)

M. le colonel du génie *Garin*, vint en 1838 à Contrexéville, ayant un catarrhe chronique de vessie, caractérisé par des urines troubles, puantes, dans lesquelles on remarquait parfois du sable rouge, et à la moindre fatigue elles étaient colorées par du sang. Cette affection datait de plusieurs années et s'aggravait après des fatigues.

Il but, le premier jour, trois verres, et en porta le nombre à douze par matinée, et un ou deux avant le dîner. M. *Garin* a rendu, pendant les quatorze premiers jours de sa saison, du sable roux avec ses urines, et une seule fois du sang assez vermeil, après une promenade à pied de plusieurs heures par la chaleur. Le reste de la saison elles furent citrines, limpides, et on y remarquait à peine quelques flocons muqueux, plus de sable, bien-être qui se maintenait quand il y revint en 1841, parce qu'il avait rendu sans douleurs, six mois avant et après d'assez grandes fatigues, quelques grains de sable et quelques mucosités, point de sang, depuis son départ de Contrexéville en 1838, avec le projet d'y revenir si ses urines charriaient de nouveau. N'y étant pas revenu en 1850, on doit croire à sa guérison radicale.

53e OBSERV. (CATARRHE. GRAVELLE, HÉMATURIE.)

Madame *Richard*, de Saint-Germain, était âgée de 68 ans, quand, en 1840, elle vint, d'après les conseils de M. le docteur *Lepiez*, prendre les eaux de Contrexéville, pour une affection chronique des voies urinaires, caractérisée par des besoins fréquents et douloureux d'uriner. Elle rend des urines troubles, puantes, déposant des mucosités tenaces, du sable et des petits graviers roux (acide urique), très-durs et parfois friables.

Madame *Richard* avait eu plusieurs coliques néphrétiques, toutes suivies d'émission de graviers. Elle était sans appétit, avait des digestions pénibles, la moindre promenade la fatiguait, et alors elle rendait des urines colorées par du sang. Elle commença sa saison par trois verres, et alla à douze par exercice.

Madame *Richard* passa deux saisons à Contrexéville; sur la fin de la première, elle éprouvait une grande amélioration à ses souffrances sous tous les rapports, et quand elle quitta Contrexéville, le 31 juillet, catarrhe et gravelle avaient disparu, l'appétit revenait, les digestions étaient faciles, et ses forces lui permettaient d'assez longues promenades soit à pied soit en voiture; ses urines restaient normales, seulement elle se plaignait, étant couchée, de pesanteur aux reins, de brûlement au canal de l'urètre quand elle urinait, ce qui se dissipa peu de temps après avoir quitté Contrexéville.

Madame *Richard* y revint en 1841, 42, 43 et 44, plus comme moyen prophylactique que par besoin, car elle n'a eu aucun ressentiment de cette affection, jusqu'en janvier 1850, où elle ressentait, surtout la nuit, des besoins assez fréquents d'uriner, avec difficulté d'y satisfaire, une constipation opiniâtre, digestions pénibles, etc., ce qui la détermina, d'après les conseils de son médecin, à venir à Contrexéville, où elle arriva, le 14 juin 1850, très-fatiguée, émettant souvent et douloureusement ses urines, qui ne déposaient ni graviers, ni mucosités. Après dix jours de boisson, la constipation cessa, son ventre devint libre, les urines coulèrent naturellement; pendant les vingt jours qu'elle resta encore à Contrexéville, cette amélioration fit des progrès, et, en les quittant, sa santé ne lui laissait rien à désirer.

54e OBSERV. (CATARRHE, GRAVELLE, HÉMATURIE.)

M. *Dolet*, archiprêtre, à Pont-Audemer (Eure), vint, en 1842, à Contrexéville pour une affection des voies urinaires, diagnostiquée catarrhe de vessie, gravelle et névralgie du col de la vessie. S'il buvait une cuillerée de vin pur, il ressentait de suite de la chaleur à l'estomac, et peu après une sensation douloureuse à l'extrémité du gland, sensation qui durait au moins une heure, et qui se manifestait chaque fois qu'il disait sa messe.

Pendant les quinze premiers jours de sa saison, il rendait des urines troubles, déposant du sable roux plus ou moins gros et des mucosités. Pour faire disparaître la sensibilité du col de la vessie, diagnostiquée nerveuse, on passa des bougies graduées, qui amenèrent un grand soulagement; les besoins d'uriner s'éloignèrent, et alors les urines devinrent transparentes et ne déposèrent plus que quelques flocons muqueux très-légers; il pouvait boire du vin pur, soit à ses repas, soit en disant sa messe, sans éprouver, comme avant de boire les eaux de Contrexéville, des sensations pénibles à l'estomac et au gland.

En 1844, M. son frère vint aussi comme graveleux boire les eaux de Contrexéville, et m'assura que le bien-être que M. son frère éprouvait en quittant Contrexéville, le 25 juillet 1842, ne s'était pas démenti. Sa santé ne lui laissait rien à désirer en 1847, et lui-même ne pouvait que se féliciter d'avoir suivi l'exemple de son frère ; car depuis son voyage à Contrexéville, il n'avait point eu de coliques néphrétiques, ni rien qui puisse faire craindre une recrudescense de gravelle.

---

### VICES DE LA MENSTRUATION.

#### CINQUANTE-CINQUIÈME OBSERVATION. (CHLOROSE.)

Mademoiselle *S. Le.....*, âgée de seize ans, fut élevée dans une pension de Paris. Elle avait joui d'une bonne santé jusqu'à l'âge de quatorze ans et demi ; elle était grande pour son âge, mince, mais d'une belle carnation. A cette époque, ses règles parurent pour la première fois en petite quantité, et ne durèrent qu'un jour. Retournée dans sa pension, ses règles ne reparurent plus, quoiqu'elle jouît toujours d'une bonne santé. Sur la fin de l'hiver suivant, on s'aperçut qu'elle perdait de sa gaîté, qu'elle fuyait les amusements ; plus tard, elle perdit l'appétit ; les digestions devinrent pénibles, elle vomissait souvent, sans efforts et sans douleur, ce qu'elle avait mangé ; son teint se décolorait, elle ne se livrait qu'avec peine à ses occupations favorites ; ses pieds enflèrent ainsi que le bas des jambes. Quelquefois une légère hémorrhagie nasale avait lieu; lorsqu'elle se renouvelait plusieurs jours de suite, la malade allait mieux. Elle fut mise à l'usage des boissons amères, du vin ferré, des bains presque froids, etc. Ce traitement ne fit qu'augmenter son état chlorotique. Un autre médecin appelé conseilla l'air de la campagne, un exercice modéré, de la distraction, des boissons douces, des bains tempérés, et quelques grains de quina avant chaque repas. Ce traitement, soigneusement suivi pendant un mois, amena de l'amélioration; les forces revinrent, elle n'eut plus de vomissement. Pour obtenir sa guérison, on lui conseilla un voyage aux eaux de Plombières.

La personne qui devait l'y conduire avait besoin de celles de Contrexéville : elle s'y rendit avant d'aller à Plombières. La jeune personne en arrivant était très-fatiguée; elle avait la figure un peu bouffie, une grande pâleur : la moindre promenade la fatiguait, elle mangeait peu, avait des digestions pénibles et un mauvais sommeil. Le docteur *Thouvenel* conseilla de lui faire boire les eaux; son père ne se rendit à son avis qu'avec peine, attendu que le médecin qui avait vu sa fille ne les lui avait pas conseillées, sachant bien cependant qu'elle devait y aller.

Elle commença à en boire à la dose de deux demi-verres les deux premiers jours, et le onzième elle en buvait huit entiers.

Ces eaux furent secondées par des demi-bains de deux jours l'un.

Après quinze jours, son appétit devint meilleur; ses forces augmentèrent, elle put se livrer sans fatigue à des promenades à pied ou en voiture. Cet exercice, qui lui répugnait beaucoup les premiers jours, devint son amusement favori.

Le vingt-quatrième jour, les règles parurent sans être annoncées par aucun trouble; elles coulèrent trois jours en petite quantité : ce sang était vermeil et consistant. Dès lors elle récupéra sa santé et toute sa gaîté.

Elle quitta les eaux un mois après y avoir retrouvé sa santé et toute sa fraîcheur. Depuis, les règles ont paru régulièrement chaque mois; elle a continué à jouir d'une bonne santé; aujourd'hui elle est mariée et mère de famille.

56e OBSERVATION. (DÉBILITÉ DES VOIES UTÉRINES.)

Madame la princesse *Aldobrandini*, âgée de 27 ans, d'une constitution nerveuse et lymphatique, ayant peu d'embonpoint, éprouvait depuis plusieurs années des douleurs dans le ventre, qui ont paru devoir être rapportées quelquefois à un abaissement de la matrice, d'autres fois à une affection des voies urinaires. Il y avait des intervalles assez longs sans douleurs; les urines étaient limpides, claires et citrines; à la fin des douleurs, elles présentaient une suspension trouble, et déposaient une quantité de sable rouge.

Les règles, quoique fort régulières, sont annoncées par un malaise général et précédées d'écoulement blanc.

A son arrivée à Contrexéville, le 6 juin 1819, elle se plaignait de douleurs sourdes à l'estomac, de perte d'appétit, il y avait même dégoût pour les aliments gras, digestion pénible; urines troubles et contenant une matière muqueuse en suspension; sommeil agité, peu réparateur, agacement de nerfs; la moindre promenade à pied fatiguait et exagérait les douleurs.

Le dixième jour de la saison, elle rend un petit gravier rugueux; un bain aromatique continué les jours suivants.

Dès le lendemain du départ du calcul, les douleurs disparurent, l'appétit fut bon, les digestions faciles; le sommeil et les forces revinrent; elles permettaient une promenade à pied de plusieurs heures.

Madame commença une seconde saison le 3 juillet. Pendant toute la saison, elle prend chaque jour un bain aromatique, excepté quand les règles coulent; elles paraissent le troisième jour de la saison; elles ne sont annoncées par aucune douleur; seulement un écoulement blanc peu copieux les précède.

Cette seconde saison finit le 25 juillet; elle a augmenté, sous tous les rapports, le bien-être que la première avait procuré. La gêne que Madame la princesse ressentait quelquefois à la vulve n'a pas reparu.

Madame la princesse commença une troisième saison le 27 juillet. Continuation des bains aromatiques.

Le 3 août, huitième jour de la saison, les règles paraissent sans être annoncées par aucune sensation désagréable, ni écoulement en blanc.

Le 16 août, Madame la princesse quitte les eaux, jouissant d'une bonne santé et ayant repris de l'embonpoint. En 1821, elle revint prendre les eaux, quoiqu'à cette époque elle n'eût eu aucun ressentiment de la maladie qui l'avait amenée en 1819. Cette guérison ne s'était pas démentie en 1838.

### 57e OBSERVATION. (LEUCORRHÉE.)

Madame ***, d'une petite stature, d'une faible constitution, âgée de 24 ans, avait eu ses règles à seize ans et sans peine; elles étaient régulières, ne coulaient qu'un jour et en petite quantité; elle jouissait d'une bonne santé. Mariée quinze mois après, les règles continuèrent à être régulières quant à leur retour, mais bien plus copieuses les trois premiers mois. Après six mois de mariage, elle s'aperçut qu'elles étaient précédées d'un écoulement en blanc qui durait plusieurs jours; elles étaient annoncées par un malaise général, peu d'appétit, etc.; insensiblement les règles devinrent irrégulières et les fleurs blanches permanentes; elles étaient à peine interrompues par une apparition en rouge. Elle ressentait des douleurs sourdes et continuelles à l'hypogastre, à l'estomac, en un mot, les symptômes ordinaires aux leucorrhoïques. Telle était la position de cette dame quand elle arriva à Contrexéville, en 1817, sur l'avis du docteur *Flament*, de Strasbourg. Cet état chlorotique avait résisté à tous les moyens mis en usage pour le combattre.

Elle commença à boire les eaux à la dose de deux verres le premier jour. Le douzième, elle en buvait douze; ce jour, elle prit une douche ascendante dirigée dans le vagin, ce qu'elle continua pendant le reste de sa saison.

Elle resta aux eaux un mois; elle y éprouva une diminution sensible dans l'écoulement en blanc; les règles parurent sur la fin de la saison, furent assez abondantes. Elle quitta les eaux, le 11 août, ayant récupéré de l'appétit et des forces. Trois mois après elle devint enceinte. Les fleurs blanches ne reparurent plus, elle eut un accouchement heureux, ainsi qu'un second en 1820. Depuis, elle est régulièrement menstruée, et continuait à jouir d'une bonne santé en 1830.

### 58e OBSERVATION. (AVORTEMENT, LEUCORRHÉE.)

Une dame d'Épinal, âgée de 26 ans, avait essuyé, étant demoiselle, plusieurs maladies graves; mais lorsqu'elle se maria, à l'âge de 22 ans, elle jouissait d'une bonne santé; elle ne tarda pas à devenir enceinte, et, six semaines après, étant en voyage, elle avorta. Quelques mois après, elle éprouva tous les signes d'une nouvelle grossesse qui, après trois mois, se termina par l'expulsion d'une môle; à sa suite, elle eut des fleurs blanches, de l'anoréxie, etc., et tous les symptômes qui caractérisent la leucorrhée. L'année suivante, elle crut à une nouvelle grossesse ; mais après trois mois, une môle fut encore expulsée. L'écoulement leucorrhoïque augmenta, il y eut douleur, etc. ; ce qui fit craindre une affectation grave de l'utérus. Cette dame étant à Strasbourg se fit toucher par le professeur *Flament*, qui trouva le col utérin sain, mais la muqueuse vaginale flasque et abreuvée de mucosités. Ce professeur connaissant les vertus curatives des eaux de Contrexéville, dans ce genre de maladie, car déjà il y avait envoyé la personne qui fait le sujet de l'observation précédente, les conseilla à cette dame qui y arriva le 6 juillet 1829.

Elle commença sa saison par quatre verres, et en porta le nombre à douze; ce qui fut secondé par des bains et des douches ascendantes dirigées dans le vagin.

Après quelques jours de boisson, les eaux déterminèrent des évacuations alvines nombreuses; alors l'écoulement leucorrhoïque fut moins abondant, l'appétit revint, les digestions furent faciles, etc.; les règles parurent le quatorzième jour de sa saison, elles furent abondantes, le sang assez consistant. Cette amélioration fit des progrès, et elle quitta Contrexéville dans un état de bien-être qu'elle n'avait par éprouvé depuis son avortement. Peu après elle devint enceinte, eut une belle grossesse, un accouchement heureux. Depuis elle eut d'autres enfants, et jouit en 1850 d'une bonne santé.

59e OBSERV. (LEUCORRHÉE, CATARRHE MÉTASTATIQUE.)

Une femme de chambre, âgée de 21 ans, d'un tempérament lymphatique, vint avec sa maîtresse à Contrexéville, en 1831. Elle me raconta que, depuis son bas âge jusqu'à 19 ans, elle avait eu constamment des pustules dartreuses, tantôt sur les cuisses, le ventre, d'autres fois derrière les oreilles, etc., avec prurit, surtout quand elle avait chaud; qu'elle n'avait été réglée qu'à 17 ans; qu'elle voyait régulièrement, mais à peine pour tacher son linge; que le sang qu'elle perdait était plutôt jaunâtre que rouge; que toujours elles étaient précédées et suivies, pendant six à huit jours, d'un écoulement en blanc, et qu'enfin elle était au plus dix à douze jours dans le mois sans cet écoulement; qu'il y a deux ans on l'avait guérie de sa dartre en moins de deux mois, en lui faisant manger du soufre et en lavant ses pustules avec une eau blanchâtre (sans doute de sous-acétate de plomb); que quelques mois après, elle avait éprouvé de la chaleur, puis de la douleur au col de la vessie; que depuis ses urines étaient troubles, puantes, et déposaient des glaires qui se détachaient difficilement du vase de nuit; qu'elle avait habituellement mal à l'estomac; qu'assez souvent elle vomissait ce qu'elle avait mangé, et qu'on lui avait mis un cautère à une cuisse, qui ne l'a pas soulagée.

Outre le vice primitif de la menstruation, on ne pouvait ici méconnaître que la cause de ce catarrhe était métastatique, puisqu'il n'existait que depuis la disparition de la dartre; c'est pourquoi que je lui conseillai les eaux de Contrexéville et des bains sulfureux.

Elle quitta Contrexéville après trente-trois jours de boisson et avoir pris vingt-six bains. Une zône dartreuse entourait son cautère ; elle ne souffrait plus en urinant ; ses urines, citrines, transparentes, déposaient seulement quelques parcelles muqueuses.

Le 4 mars 1832, sa maîtresse m'écrivit : « Je suis très-contente de mon voyage à Contrexéville, ma femme-de-chambre encore plus; elle ne souffre plus en urinant ; ses urines sont sans dépôt; ses règles, toujours régulières, sont abondantes ; elle ne voit plus en blanc ; elle a bon appétit, digère bien ; elle prend de l'embonpoint ; la seule chose dont elle se plaint, c'est de son cautère, qui la démange beaucoup. Elle me suivra cette année à Contrexéville si le choléra le permet. » Elle n'effectua pas son projet. Mais, en 1834, j'ai su que cette fille n'avait rien éprouvé du côté des voies génito-urinaires.

60e OBSERVATION. (CHLOROSE.)

Mademoiselle *Louise C....*, de Drombrot, s'était toujours bien portée jusqu'à l'âge de 10 ans, quoique pas encore menstruée ; alors sa santé se dérangea, elle ressentait des douleurs obtuses aux lombes, au bas-ventre, disait avoir de l'appétit, quoique peu d'aliments (souvent d'un goût bizarre) la rassasiât ; après avoir mangé, elle éprouvait à la région de l'estomac, tantôt de la pesanteur, des tiraillements, tantôt des éructations, des crampes, etc. Malgré cet état de souffrance, elle digérait bien, ne vomissait jamais ; sa figure était décolorée, jaunâtre, bouffie, etc. ; faiblesse des jambes qui semblaient infiltrées ; elle était triste, recherchait la solitude pour rester dans l'inaction. Si on l'obligeait à marcher ou à faire quelque exercice, soit dans la maison, soit à la campagne, elle avait des palpitations, etc. ; en un mot, elle était chlorotique lorsqu'elle vint, en 1834, à Contrexéville. Après avoir bu les eaux pendant vingt-trois jours et pris quelques bains, les règles parurent; elles coulèrent trois jours, etc. Peu de jours après, la douleur des lombes, la gastralgie, la teinte chlorotique disparurent : elle recouvra sa gaîté, son appétit, et après trente jours de boisson, sa santé ne laissait rien à désirer. Ce qui se maintenait en 1837.

61e OBSERVATION. (SUPPRESSION, LEUCORRHÉE.)

Mademoiselle *Eugénie R....*, des environs de Lyon, avait été réglée à 16 ans et demi; elle était grande, forte et bien portante. Lors de la troisième apparition de ses règles, elle fut effrayée de la suppression subite de l'écoulement menstruel; peu après elle perdit sa gaîté, elle fuyait toutes espèces de distractions, même la musique qui était son occupation favorite; elle perdit l'appétit, eut pour ses aliments des goûts bizarres; ses digestions devinrent pénibles, sa figure était bouffie, décolorée, avec cercle jaunâtre autour des yeux, etc., etc.; souvent elle avait la migraine, des palpitations à la moindre contrariété ou fatigue, etc. Cette suppression datait de cinq mois : dans cet intervalle, chaque mois, à l'époque où elle devait avoir ses règles, elle éprouvait de vives douleurs aux lombes, qui diminuaient à l'apparition d'un léger écoulement en blanc, de deux ou trois jours de durée. Deux fois à ces époques elle perdit connaissance avec mouvement convulsif, ce qui fit craindre qu'elle ne devînt épileptique. Les moyens mis en usage pour combattre cette affection n'ayant amené que peu d'amélioration, on l'envoya aux eaux de Contrexéville en 1835.

Après quinze jours de boisson, elle récupéra de l'appétit, de la gaîté, etc., et le vingtième jour ses règles reparurent, furent abondantes, etc.; le mieux fit des progrès, et en quittant Contrexéville, après trente-deux jours de boisson, sa santé était comme avant cette suppression; en 1838 elle continuait à bien se porter.

62ᵉ OBSERV. (SUPPRESSION, LEUCORRHÉE, GASTRO-ENTÉRITE.)

Madame *Du....*, épouse d'un magistrat du parquet de Châlons-sur-Marne, âgée de 25 ans, mariée depuis cinq, n'ayant point eu d'enfant, vint prendre les eaux de Contrexéville en 1840, d'après les conseils de M. le docteur *Senès*, de Paris, pour les motifs suivants: « D'après les symptômes qu'éprouve Mme *Du....*, je présumais qu'il y avait un engorgement passif du col de l'utérus, ce qui me porta à l'examiner. Toutes les parties sexuelles sont dans l'état normal et l'intégrité la plus parfaite, de sorte que si Mme *Du....* devient enceinte, il n'y aura aucun obstacle possible à l'accouchement; donc les souffrances qu'elle éprouve dans l'abdomen sont l'effet d'une gastro-entérite nerveuse, et par suite constipation des plus opiniâtre. Pourquoi j'ordonne les eaux de Contrexéville, pour diminuer la constipation et rafraîchir les organes du bassin par leur action diurétique. » (15 juin 1840.)

Mme *Du....* arriva à Contrexéville, le 24 juin 1840, très-fatiguée du voyage, accusant un état douloureux de l'estomac, surtout après avoir mangé, difficulté de digérer, presque toujours suivie d'éructations fatigantes, constipation opiniâtre, n'allant que chaque quatre à cinq jours à la garde-robe, malgré les moyens mis en usage pour la vaincre; ses règles ne paraissaient aux époques fixes qu'en faisant usage de préparations de fer; si elle en suspendait l'usage, elles ne paraissaient pas ou marquaient à peine; toujours elles étaient précédées et suivies d'écoulement en blanc. Elle était d'une grande maigreur et d'une débilité générale.

Le 11 septembre suivant, M^me^ *Du*.... m'écrivait : « J'ai de l'appétit, mes digestions sont assez faciles, je n'ai que rarement des éructations, mon ventre est libre, mes forces reviennent, mes règles paraissent chaque mois, sont plus abondantes, plus colorées, je ne vois plus en blanc sans avoir eu recours au fer; enfin j'aime à croire que je n'aurai qu'à me louer de mon voyage à Contrexéville. »

M^me^ *Du*.... y revint le 7 juillet 1841 ; elle s'était assez bien portée jusqu'en janvier dernier; ayant eu froid, ses douleurs abdominales reparurent avec difficulté de digérer, quoique conservant de l'appétit et la liberté du ventre.

Après dix jours de boisson, elle éprouvait l'amélioration désirée.

M^me^ *Du*.... était mère pour la seconde fois, quand elle revint le 27 juillet 1844, éprouvant les symptômes de gastrite et surtout de constipation. Quant aux menstrues, elles étaient normales. Elle passa dix-neuf jours à Contrexéville, et en partant sa santé ne lui laissait rien à désirer, ce qui se maintenait en 1850, ce qui vient de m'être assuré par monsieur son frère, qui, cette année, est venu passer une demi saison à Contrexéville, connaissant les vertus de ses eaux, pour en avoir déjà fait usage avec succès contre la gastralgie et la constipation.

MALADIES DES ORGANES DIGESTIFS.

SOIXANTE-TROISIÈME OBSERVATION. (GASTRITE.)

Le maréchal-de-camp baron *Boyer*, de Saint-Mihiel, me dit par une lettre : « J'éprouvais très-fréquemment, avant d'aller aux eaux de Contrexéville, un état très-pénible de l'estomac, qui avait lieu surtout au moment de la digestion des aliments. Deux ou trois heures après le repas, cet organe se trouvait très-distendu par des vents ; j'éprouvais beaucoup de pesanteur à l'épigastre, ma respiration était gênée ; j'éprouvais aussi des rapports nidoreux, amers ; ma digestion ne se faisait plus, et ce n'était qu'en mangeant extrêmement peu et en faisant beaucoup d'exercice à pied, que je parvenais à me soustraire à la gravité de ces accidents. La digestion stomacale faite, j'éprouvais la même pesanteur dans les intestins ; je perdais mes forces, et je maigrissais à vue d'œil.

» C'est en vain que, pour remédier à cet état alarmant, on avait eu recours à l'application de sangsues à l'épigastre et à l'anus, aux boissons délayantes, aux anti-spasmodiques, puis aux toniques ; mes crises se renouvelaient très-fréquemment, et me rendaient réellement l'existence très-pénible, lorsque mon médecin habituel me conseilla les eaux de Contrexéville. J'y allais à peu près convaincu qu'il en serait de ce remède comme de ceux dont j'avais fait usage jusqu'alors. Je dois dire cependant qu'elles m'ont guéri ; je ne souffre plus du tout ; je puis manger de tout depuis un an, mon estomac fait ses fonctions comme si je n'avais jamais souffert. Voilà l'exacte vérité. Je me porte très-bien, et j'attribue ma guérison aux eaux de Contrexéville. »

Il vint faire une saison de reconnaissance en 1823, ayant

joui d'une parfaite santé depuis son départ des eaux, et en 1832 il continuait à se bien porter.

SOIXANTE-QUATRIÈME OBSERVATION. (GASTRITE.)

Madame *P. d'Abacourt*, âgée de 55 ans, d'une forte constitution, ayant beaucoup d'embonpoint, a cessée d'être réglée à 50 ans. Elle éprouvait depuis quinze ans une douleur à l'épigastre après avoir mangé. Cette douleur avait fait peu de progrès; mais depuis cinq à six mois, les digestions devenaient plus laborieuses, avec dégoût pour les aliments gras. Au commencement de juillet 1822, ces derniers symptômes augmentèrent; de plus elle avait des renvois d'un goût de sang.

Connaissant les bons effets que le sujet de l'observation précédente avait obtenus de l'usage des eaux de Contrexéville, elle vint les prendre à la source, où elle arriva le 21 septembre 1822; elle les prit pendant quinze jours, et en obtint beaucoup de soulagement. Elle continua à les boire chez elle pendant ving-cinq jours, ce qui suffit pour rétablir sa santé qui fut parfaite jusqu'en juillet 1824, où, après des fatigues et de grands chagrins, elle ressentit quelques douleurs à l'estomac qui devinrent des plus vives; le 25 août, on lui fit une saignée au bras qui parut la soulager, mais ce ne ne fut que de courte durée. Le lendemain elle fut prise de vomissements muqueux très-liquides, sans odeur : des boissons douces les calmèrent. Elle profita de ce moment pour venir prendre les eaux à la source; quinze jours suffirent pour lui faire recouvrer sa santé, dont elle jouissait encore en 1839.

SOIXANTE-CINQUIÈME OBSERVATION. (GASTRITE.)

M. *Sappel*, colonel d'artillerie en retraite à Pesmes (Doubs), éprouva des douleurs à la région du foie et du pylore, qui furent suivies du vomissement de tout ce qu'il ingérait. Cette affection, caractérisée de squirre au foie et au pylore, fut jugée ainsi par tous les médecins qu'il consulta. A ces vomissements se joignit une constipation opiniâtre qui, à son arrivée à Contrexéville en 1828, durait depuis deux mois sans qu'il eût rendu le moindre excrément.

Les huit premiers jours qu'il but les eaux, il les vomit en partie, et crut qu'il serait obligé d'y renoncer. Mais comme on lui avait fait pressentir que sa maladie était mortelle, que le médecin qui l'avait engagé à aller à Contrexéville lui avait dit qu'il n'y avait que ces eaux qui pussent le guérir, il persista à boire, et, à son grand étonnement, elles passèrent après huit jours d'essai; le ventre s'ouvrit, et en quittant les eaux le 16 août, après un mois de leur usage, il était parfaitement guéri de la gastrite chronique qui l'avait amené à Contrexéville.

Il m'écrivait le 20 mars 1830 : « Si ma tête allait comme mon estomac, je jouirais d'une santé parfaite; car, depuis que je suis sorti de Contrexéville, je mange de toutes espèces de mets que je digère facilement; je ne vomis plus. Je vais chaque jour régulièrement à la selle, bien-être que j'étais loin d'attendre quand je fus prendre ces eaux, car vous savez qu'en y arrivant je vomissais tout ce que j'ingérais, et que je n'étais pas allé à la garde-robe depuis plus de deux mois. Aujourd'hui, je n'ai rien à désirer de ce côté, mais ma tête est toujours la même. »

SOIXANTE-SIXIÈME OBSERVATION. (GASTRITE.)

M. *Rispaud d'Aiguebelle*, capitaine-adjudant-major au 3e du génie, âgé de 36 ans, bien constitué, jouissait habituellement d'une bonne santé lorsqu'il fit les campagnes d'Afrique, du 14 juin 1830 au mois de mars 1832. Rentré en France, il fut obligé à un service pénible qui le fatigua beaucoup et lui occasionna, en janvier 1834, une gastrite aiguë, qui résista à tous les moyens thérapeutiques mis en usage pour la combattre. Cette affection passée à l'état chronique, on lui conseilla les eaux de Bourbonne-les-Bains, où il resta quatre mois sans grand succès ; tout ce temps il fut constipé. Il les quitta sans que ses digestions se fissent mieux. Rentré à sa garnison, à Arras, dont le sol est bas, froid et humide, soit cette cause, soit l'effet de nouvelles fatigues, en novembre, sa gastrite repassa à l'état aigu. Par les moyens mis en usage, l'acuité se dissipa, et, au commencement de 1835, il se trouva comme en quittant Bourbonne.

En 1836, il retourna à Bourbonne y prendre de nouveau les eaux, sans plus de succès, ce qui le décida à venir essayer celles de Contrexéville, où il arriva le 21 juillet dans l'état suivant : douleurs sourdes à la région de l'estomac, surtout après avoir mangé ; point d'appétit, digestions pénibles, même douloureuses, éructations pénibles, constipation opiniâtre, urines rares, épaisses, malaise général. Après quelques jours de boisson, le ventre s'ouvrit, il eut plusieurs selles liquides chaque exercice. Alors l'appétit revint, les digestions se firent facilement ; le jour de son départ, 9 août, il avait récupéré sa santé et se trouvait comme avant de partir pour l'Afrique ; depuis, cette guérison ne s'est pas démentie. Cette année 1837, il est revenu à Contrexéville, autant par reconnaissance que pour consolider sa guérison.

SOIXANTE-SEPTIÈME OBSERV. (NÉVRALGIE STOMACHALE.)

Madame *de Montaran*, de Paris, d'un tempérament nervoso-sanguin, bien réglée, eut la grippe d'une manière assez grave sur la fin de 1836, et à sa suite des douleurs intermittentes d'estomac. Ces douleurs, très-violentes, se portaient particulièrement à droite, et passaient de dessous le sein à toute l'omoplate; pourquoi on conseilla à Madame les eaux de Plombières, où elle se rendit.

Après onze bains et des douches, Madame se trouva plus forte; cependant elle éprouvait quelques ressentiments, bientôt suivis de la recrudescence de crises douloureuses, plus violentes encore que celles que Madame avait éprouvées à Paris, qualifiées par MM. les docteurs *Jules Clocquet* et *Guersant* de névralgie gastro-hépatique. Un médecin de Paris fut appelé, il les attribua à l'existence de calculs biliaires dans le foie. Ce fut alors que Madame me fit part de ce que je viens de rapporter, en me demandant si je pensais que les eaux de Contrexéville pussent lui convenir, soit que son affection fût due à une névralgie ou à des calculs biliaires. Madame en essaya à Plombières même avant d'avoir reçu ma réponse, qui était affirmative; s'en trouvant bien, elle vint les boire à la source, n'eut qu'à s'en louer, et en obtint tout le bien désiré. Les douleurs disparurent, les forces revinrent, les digestions furent promptes et faciles, et en quittant Contrexéville, après vingt-cinq jours de boisson, Madame avait récupéré sa santé, dont elle jouissait encore après la saison qu'elle vint y passer en 1838.

## LÉSIONS CÉRÉBRALES.

### SOIXANTE-HUITIÈME OBSERVATION. (LÉSION DU CERVEAU.)

M. *Moët*, négociant à Épernay, vint en 1824 aux eaux de Contrexéville pour l'affection suivante : depuis assez long-temps, il ressentait une douleur sourde à la région de l'estomac et du foie, plus sensible après avoir mangé ; elle parut céder à des boissons rafraîchissantes et à des lavements, mais elle fut remplacée par des douleurs de tête, qui augmentaient par le moindre mouvement, ce qui fit craindre une apoplexie. Chaque nuit, il était tourmenté par de fortes sueurs ou par une douleur brûlante à la plante des pieds, qui le réveillait et l'obligeait à marcher à pieds nus pour la modérer. Les divers moyens mis en usage, comme bains, douches sur la tête, même un séton derrière le cou, furent sans succès. Il consulta le docteur *Lherminier*, de Paris, qui lui conseilla les eaux de Contrexéville, où il arriva le 8 août.

Pendant les dix-sept premiers jours, on ajouta au premier verre un gros de sulfate de magnésie : aussi les déjections alvines furent nombreuses et abondantes, et afin de modérer la sensation de brûlure qu'il ressentait aux pieds, il y appliqua, en se couchant, un cataplasme de mie de pain. A ces moyens on joignit, le septième jour de la saison, des douches sur la tête en arrosoir, et une ordinaire le long de la colonne vertébrale et sur les extrémités inférieures.

Après quinze jours de ce traitement, il n'éprouva plus de chaleur ni de douleur à la plante des pieds ; les sueurs furent modérées, le sommeil bon, il put se livrer à son appétit ; les douleurs à la région du foie et de l'estomac n'existaient plus.

Les jours suivants, le bien-être fit des progrès, et en quittant le 28 il n'avait eu, depuis douze jours, ni douleur de tête, ni étourdissement; son appétit était bon, ses digestions faciles; les douleurs à la plante des pieds et les sueurs nulles. Le 5 octobre suivant, M. *Moët* m'écrivait, qu'il regardait sa guérison comme radicale; qu'on avait supprimé son séton depuis un mois. En 1829, il continuait à se bien porter.

SOIXANTE-NEUVIÈME OBSERVATION. (VERTIGES.)

M. *Haudry de Soucy*, inspecteur des salines, fut envoyé par le docteur *Lherminier* aux eaux de Contrexéville pour obtenir de leur action stimulante une fluxion sur les intestins et de douces purgations, afin de faire disparaître des vertiges, une tendance à une affection cérébrale qui, depuis longtemps, menaçait le malade. Il avait une grande disposition au sommeil, point d'appétit et grande faiblesse des extrémités inférieures; une promenade d'un quart-d'heure le fatiguait.

Chaque deux jours au premier verre d'eau deux gros de sulfate de magnésie; ces jours-là il avait d'abondantes purgations. A ces moyens on joignit l'action stimulante des douches sur les extrémités inférieures. Ces moyens combinés firent totalement disparaître les vertiges.

Il quitta les eaux, le 29 juillet 1826, après avoir récupéré sa santé qui se maintenait en 1828.

70e OBSERVATION. (APOPLEXIE, HÉMIPLÉGIE.)

M. le comte *de Ferrand*, âgé de 64 ans, ancien préfet, retiré à sa terre de la Bernardière (Deux-Sèvres), ayant suivi un traitement inutile pour une hémiplégie survenue le 2 janvier 1841, se rendit à Paris, où il vit M. de docteur *Chomel*, qui, dans sa consultation écrite, s'exprime ainsi :

« M. le comte conserve depuis six mois, par suite d'une attaque d'apoplexie, un embarras dans la parole, déviation légère de la bouche, avec écoulement involontaire de salive en parlant, de la difficulté de marcher de la jambe gauche, et ne peut rien porter avec le bras de ce côté; les mouvements de ces extrémités sont difficiles et parfois douloureux. Ces faits bien établis, dans de telles conditions l'usage des eaux thermales minérales en bains, auraient le grave danger d'augmenter l'impulsion du sang vers la tête, et de préparer une hémorrhagie cérébrale. J'estime en conséquence qu'on doit s'en abstenir, et que les seules eaux dont ont puisse user avec avantage, sont celles qui opèrent, sans trop accélérer le cours du sang, une révulsion active vers les organes urinaires et digestifs. Parmi ces eaux, je place en première ligne celles de Contrexéville, qui, bues à la source chaque matin, provoquent une abondante sécrétion d'urine et un certain nombre de selles molles, sans autres troubles sur les organes digestifs; car immédiatement après ces évacuations, les malades déjeunent de bon appétit et digèrent très-bien. Pourquoi je lui conseille de s'y rendre, etc. »

M. le comte arriva à Contrexéville le 27 juin 1841, parlant difficilement, ne pouvant rien porter de sa main gauche, traînant le pied de ce côté en marchant; sans forces, sans appétit, avec disposition à la somnolence, etc., etc.

Le 28, M. le comte boit deux verres d'eau minéarle et alla jusqu'à douze par exercice; leur action fut secondée par des douches sulfureuses dirigées sur la colonne vertébrale et sur les membres hémiplégiés. Ainsi que le prévoyait M. le docteur *Chomel*, et comme il arrive chez presque tous les buveurs de Contrexéville, au huitième jour de sa saison, les urines devinrent abondantes, les selles molles et au nombre de deux à six par exercice. Dès ce moment, M. le comte éprouva une amélioration des plus satisfaisantes, et en partant, le 2 août, sa parole était beaucoup plus libre, la déviation de sa bouche, l'écoulement salivaire avaient cessé; sa main se mouvait de manière à pouvoir boutonner ses vêtements; il pouvait marcher plusieurs heures de suite sans beaucoup de fatigue; son appétit et ses forces revenaient; sous tous les rapports il était dans un état de santé qu'il était loin d'espérer en arrivant.

Le 18 octobre suivant, M. son fils m'écrivait : « Ainsi que vous l'avez prévu, l'effet salutaire produit par les eaux ne s'est pas arrêté en en cessant l'usage, et l'amélioration, déjà bien grande, continue encore chaque jour; la jambe a presque repris son ancienne force; mon père ne boite plus, seulement quand le temps est humide, il y éprouve un peu d'engourdissement ainsi qu'à la main; la parole, le visage sont revenus à l'état naturel. La preuve incontestable de sa guérison, c'est qu'il chasse, montant sur un cheval d'une taille élevée, en descend sans le secours de personne, et trouve que la promenade lui fait du bien sous tous les rapports, etc., etc. Le voyage qu'il se propose de faire l'année prochaine à Contrexéville, ne sera qu'une visite de reconnaissance. »

M. le comte revint, en 1842, à Contrexéville, où il passa une saison, pendant laquelle il se livrait à la marche pendant plusieurs heures de suite, avec aisance et sans fatigue; fermait la main, pouvait serrer et porter facilement tout ce qu'il y mettait, en un mot il se trouvait dans un état de santé qui ne lui laissait rien à désirer.

Depuis, chaque année, M. le comte buvait de ces eaux chez lui. M. son fils m'écrivait, le 21 avril 1845, pour m'en demander encore, et me dit que la guérison de M. son père ne s'est pas démentie, sous tous les rapports, qu'il continue à jouir d'une bonne santé, malgré le chagrin que lui cause la mort récente de son épouse. Ce bien-être continuait lors de sa demande en 1849.

---

Nous avons dit les motifs qui nous ont fait choisir parmi un nombre considérable de cures, celles dont nous avons donné le détail. Nous aurions pu multiplier infiniment nos observations; mais presque toutes ayant, comme on peut le remarquer, une marche et une solution heureuse analogues, c'eût été une répétition fastidieuse et inutile.

Nous nous bornerons à donner ici d'autres noms, parmi lesquels chaque lecteur trouvera sans doute à vérifier par lui-même l'exactitude de nos assertions et l'efficacité des eaux de Contrexéville.

M. *de Jumillac*, de Paris.
M. le général comte *de Monthyon.*
M. *Marchand-Duplessis*, employé supérieur des contributions directes.
M. *Perrotey*, conservateur des hypothèques, à Remiremont.
M. *Jeauffroy*, de Saint-Denis.
Mme *Mercy*, à Saint-Mihiel.
M. le marquis *de Pange*. (1839, 40, 46.)
M. *Martin*, à Lorquin. (1839.)
M. le général *Athalin*. (1840.)
M. *de Berteux*, à Montmorency. (1840, 43, 45, 50.)
M. *Veber*, à Sarrebourg. (1840.)
M. *Villiaume*, à Saint-Remy. (1840.)
M. *Aaron*, à Pont-à-Mousson. (1840.)

M. *Hussenot*, ancien sous-préfet, à S^t-Mihiel. (1840, 41.)
M. *Devers*, officier d'état-major, à Rennes. (1841.)
M. *Colasson*, à Paris. (1839, 40, 41, 42, 43, 44.)
M^lle *Bécus*, à Charmes. (1842.)
M^me *Cousin* jeune, à Paris. (1842.)
M. *Roseler*, à Saint-Dié. (1840, 43, 44, 46, 47, 48, 49.)
M. *Languille*, à la Nouvelle-Orléans. (1842, 50.)
M^me la marquise *de Pomereux*. (1843.)
M. *de Zincourt*, conseiller à la cour de Nancy. (1843, 44, 45, 46, 47.)
M. *Desgranges*, à Paris, maire du 11^e arrondissement. (1843, 44, 45, 46, 47, 49, 50.)
M. *de Zurheim*, à Dornay. (1844, 45.)
M. *d'Abancourt*, conseiller à la cour de cassation. (1842, 45.)
M. *Quillard*, ingénieur en chef, à Chaumont. (1844, 45, 47, 49.)
M. *Kœnigswarter*, à Paris. (1844.)
M. le comte *de Montendre*. (1844.)
M. *Bataille*, à Châlons-sur-Marne. (1844.)
M. *Rey*, armateur, à Bordeaux. (1844.)
M. *Cournier*, ingénieur des mines, à Grenoble. (1844.)
M. *de la Pinsonnière*, ex-pair de France. (1844, 48.)
M. le comte *de Rocheplatte*, à Orléans. (1844.)
M. *Jouart*, à Gray. (1844, 45, 46, 47.)
M. *Roussel*, directeur des contributions. (1844.)
M. *Desjobert*, député. (1844, 45.)
M^me *Viciot*, à Metz. (1844, 45, 48.)
M^me *de Villenaut*. (1845.)
M. le général marquis *de Mégrigny*. (1845, 46, 50.)
M^me *Horace Vernet*. (1845, 46.)
M^lle *Benard*, à Auteuil. (1845.)

M^me^ *Tonnelier*, à Paris. (1845.)
M. *Doyen*, receveur général de l'Aube. (1845 à 1850.)
M. *Lacave-Laplagne*, ministre des finances. (1845, 46, 47.)
M. *Doé*, président du conseil général de l'Aube. (1845, 46, 47, 49, 50.)
M^me^ *Mérian*, à Bâle. (1845.)
M^me^ la marquise *Dugon*. (1845.)
M. *de Vatry*, député. (1845, 50.)
M. *Nau de Champlouis*, ex-pair de France. (1845.)
M. *Danger*, à Metz. (1845.)
M. *Vasse*, à Sézanne. (1846, 47, 50.)
M. *de Libessart*, ancien consul. (1846.)
M. *Petitjean*, capitaine, à Belfort. (1846.)
M. le comte *de Wolodcowicz*, à Paris. (1846, 47.)
M. le marquis général *Saint-Cyr*, à Fontainebleau. (1846.)
M^me^ la baronne *de Sainte-Avoye*, à Paris. (1846.)
M. le général comte *Coutard*, à Bordeaux. (1847.)
M. le comte *Siméon*, député. (1847.)
M. le prince *d'Hénin*, à Bourlémont. (1847, 50.)
M. le marquis *de Beaumont*, à Francfort. (1847.)
M. *Cournault*, colonel du génie, à Toul. (1848.)
M^me^ *de Lizolles*, à Paris. (1848, 49, 50.)
M. *Berard*, au Hâvre. (1848, 49, 50.)
M. *Beke*, à Arras. (1849.)
M. *Bazenery*, président à la cour d'Amiens. (1849.)
M. le général *Gussler*, à Lunéville. (1849.)

---

## RÉSUMÉ.

Des observations qui précèdent, le lecteur conclura sans aucun doute que :

Le eaux de Contrexéville sont souveraines dans les affections graveleuses et calculeuses des reins et de la vessie; qu'elles détachent les couches externes de ces corps étrangers, les divisent et les entraînent avec une énergie remarquable par les voies naturelles.

Elles guérissent les catarrhes des voies digestives et génito-urinaires, et quand ces affections ont un principe métastatique, elles rappellent et rétablissent les évacuations supprimées ou diminuées.

Leur action est évidente dans la goutte dont elles éloignent et affaiblissent complètement les accès. Plusieurs goutteux semblent radicalement guéris.

Elles sont très-favorables aux personnes disposées aux affections cérébrales ou déjà atteintes de ces maladies.

A l'extérieur elles sont d'une efficacité marquée, soit en douches, soit en injections dans le catarrhe de la vessie, du rectum et du vagin.

Elles favorisent la cicatrisation des vieux ulcères, surtout ceux entretenus par les vices dartreux, scrophuleux ou vénériens.

Elles sont un très-bon collyre dans l'ulcération des paupières.

Elles se boivent pures, et se prennent à la source du 1er juin au 15 septembre.



FIN.

# TABLE DES MATIÈRES.

FIN DE LA TABLE.

ÉPINAL, IMPRIM. DE PELLERIN.

www.ingramcontent.com/pod-product-compliance
Ingram Content Group UK Ltd.
Pitfield, Milton Keynes, MK11 3LW, UK
UKHW012049240726
13965UKWH00003B/1148

9 782013 038454